细说体检
破译健康密码

早检查 | 早发现 | 早防治

曹光琼 邓 苙 主编

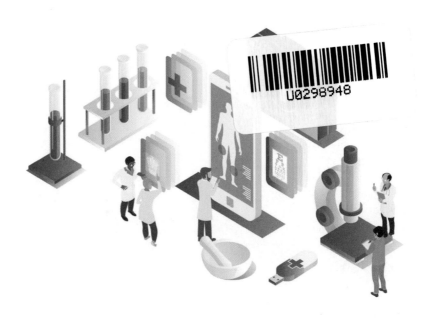

云南出版集团

YNK 云南科技出版社

·昆明·

图书在版编目（CIP）数据

细说体检：破译健康密码/曹光琼，邓苙主编. --
昆明：云南科技出版社，2021.8（2022.9重印）
ISBN 978-7-5587-3400-7

Ⅰ.①细… Ⅱ.①曹…②邓… Ⅲ.①体格检查—基
本知识 Ⅳ.①R194.3

中国版本图书馆CIP数据核字(2021)第167956号

细说体检：破译健康密码
XISHUO TIJIAN: POYI JIANKANG MIMA

曹光琼 邓 苙 主编

出 版 人：温 翔
策 划：刘 康
责任编辑：吴 涯 龙 飞 杨 楠
封面设计：长策文化
责任校对：张舒园
责任印制：蒋丽芬

书 号：ISBN 978-7-5587-3400-7
印 刷：昆明木行印刷有限公司
开 本：787mm×1092mm 1/16
印 张：9.875
字 数：230千字
版 次：2021年8月第1版
印 次：2022年9月第2次印刷
定 价：42.00元

出版发行：云南出版集团 云南科技出版社
地 址：昆明市环城西路609号
电 话：0871-64190978

序

言

早发现、早诊断及早治疗凸显体检的重要性。

关于健康的重要性，有人用过一个形象的比喻，健康是1，幸福家庭是0，事业成功又是一个0，健康可使幸福家庭变为10倍的幸福，可使事业成功变为100倍的可能，但是失去健康，也就是失去1，剩下的0，也就没有了意义，从客观上来分析，定期的健康体检就变得尤为重要。

为什么要体检？有一大部分人认为身体没有不舒服，就不需要体检，还有人认为体检是为了开药骗钱，更有甚者做完体检以后没发现问题，反而抱怨浪费了钱。

其实很多严重疾病，比如恶性肿瘤，通过正常的健康体检，在早期的时候大部分都可以被发现，只要通过正确的干预，科学的治疗，多数情况下预后较好，从而可以延长人们的寿命，并提高生活质量。

健康体检是给健康指路，在健康的道路上如何走得更远，就是通过健康体检来实现，以便及早发现阳性症状和体征以及各项异常指标等问题，针对这些问题采取进一步预防、诊断和治疗措施，做到早发现、早预防、早诊断、早治疗，这就是健康检查的意义所在。所以想拥有健康，就需要人人都重视体检，年年进行科学的体检。

世界卫生组织测算，如果在慢性病的预防上多投入1元，治疗费用就可以减少支出8.5元，并节约抢救费100元。疾病的预防往往比疾病治疗花费的医疗成本小很多。及时发现健康风险，走出亚健康漩涡，动态监测疾病风险，规避家族性疾病，及时发现早期疾病，防止严重后果，根据实际情况定制私人健康方案，建立健康档案，长期动态观察健康发展变化，总之就是一句话：少得病，少受罪，少花钱，将疾病扼杀在摇篮之中。

体检不是万能的，但是没有体检却是万万不能的。体检真正的目的是希望大家都能关注健康，珍爱生命，定期体检，不要等失去健康后才追悔莫及。

目录 CONTENTS

第一章 了解我们的身体需要哪些检查

第一节 体检项目中的选择题

现在，越来越多的人逐渐有了要定期体检的意识，不过，说到体检项目的选择，确实很令人"头大"。首先，要明确体检项目不是越多越好，也不是越贵越好，只有适合自己才是最好。

那如何挑选适合自己的体检项目呢？其实只要记住一个原则就好，那就是"1＋X"原则。

"1" 是指常规体检项目，包含体格检查、辅助检查和实验室检查。

"X" "X"是指针对不同性别、年龄、需求及慢性病风险的个人，进行个性化体检项目选择。

"1"这个必要的常规体检项目有哪些？看表1就能一目了然：

表1 常规体检项目内容

一般检查	身高、体重、腰围、臀围、血压、脉搏
体格检查	内科：心、肝脏、脾脏、肺、双肾 外科：浅表淋巴结、甲状腺、乳腺、脊柱四肢关节、肛门、外生殖器（男性） 眼科：视力、眼底等 耳鼻喉科：听力、鼻腔、咽喉耳道等 口腔科：牙齿、牙龈、口腔黏膜等 妇科（女性）：外阴、细胞学检查
实验室常规检查	血常规、尿常规、便常规+潜血、肝功能、肾功能、血糖、血脂
辅助检查	X线检查：肺部、心脏、胸廓、纵隔、膈肌
	心电图检查：心率及心电图波形结论
	超声检查：肝脏、胆囊、胰腺、脾脏、双肾

"X"的可选择范围就很广泛，可根据自身需要来选择，如：

表2 部分疾病建议筛查年龄段

心脑血管疾病风险筛查	高血压（20岁以上）
	冠心病（40岁以上）
	脑卒中（40岁以上）
	外周血管病（50岁以上）
糖尿病风险筛查	35岁以上
慢阻肺风险筛查	50岁以上，吸烟者40岁以上
恶性肿瘤风险筛查	胃癌（50岁以上）
	结直肠癌（50岁以上）
	肺癌（40岁以上）
	乳腺癌（45岁以上女性）

表3　增加体检项目内容

增加项目	男性	女性
乙肝定量检测	需要接种疫苗的人群	需要接种疫苗的人群
肝炎病原学全套	慢性乙肝患者	慢性乙肝患者
甲功全套	①甲状腺功能不全者 ②甲状腺结节患者	①甲状腺功能不全者 ②甲状腺结节患者
甲状腺超声检查	甲状腺疾病患者	甲状腺疾病患者
颈部动脉超声检查	①年龄40岁以上 ②肥胖患者	①年龄40岁以上 ②肥胖患者
乳腺超声检查	×	所有女性
乳腺钼靶检查	×	①40岁以上女性 ②乳腺有问题的年轻女性
肺部CT检查	①一般高危人群 ②年龄大于40岁者 ③长期吸烟者	①一般高危人群 ②年龄大于40岁者 ③长期吸烟者
胃肠镜检查	年龄45岁以上，建议每两年做一次	年龄45岁以上，建议每两年做一次

第二节　玩转体检流程

　　合理的体检流程可以对各体检项目进行排序优化，从而提高体检效率，起到事半功倍的效果。

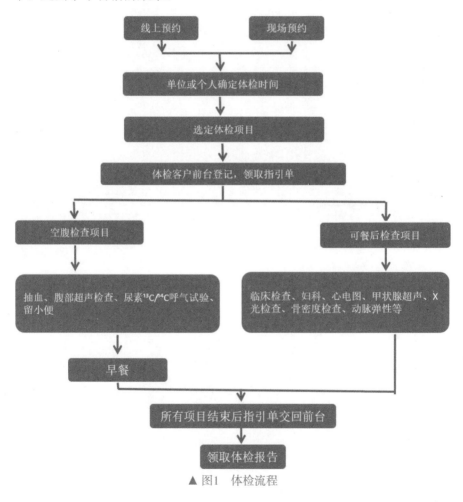

▲ 图1　体检流程

第三节 体检注意事项

随着人们健康意识的逐渐增强，健康体检也越来越普及，很多人都会选择定期去进行健康体检来观察身体的变化，但是很多人体检之前会忽略一些小细节，而小小的细节通常会影响到体检的结果和流程。体检前需要做什么准备呢，大家一起来注意一下吧。

▲饮食须知

体检前3天内保持清淡饮食，不要大吃大喝，不宜食用太油腻、辛辣、太甜、太咸的食物。不宜食用大量海产品及高蛋白食物，24小时内不宜饮酒、喝浓茶及咖啡等刺激性食物。体检前一天晚上10点以后禁食禁饮。

▲用药须知

体检前3天不要服用非必需药品，因为各种药物在体内作用可能会影响血检的准确性。但是慢病的药坚决不能停，体检当日如高血压等慢性病患者需空腹服药，可在晨起后饮少量清水空腹服用药物。非空腹用药可以在空腹检查项目用餐后服用。

▲女性专属须知

女性体检者应避开生理期（最好在月经干净3天后），怀孕、疑似怀孕者不建议做妇科检查，妇科检查前3~5日最好避免性生活。妇科检查前一天勿进行阴道冲洗或使用塞剂。

▲准父母须知

备孕可以做磁共振检查；CT、胸片、钼靶建议检查过后3个月再怀孕。

▲上腹部检查须知

行B超检查上腹部（肝、胆、胰、脾、肾脏）时需空腹检查。

▲下腹部检查须知

体检需憋尿项目：男性需憋尿B超检查膀胱、前列腺。女性需憋尿B超检查膀胱、子宫、附件。未婚或者没有性生活史的女性，不可做经阴道B超检查。

▲着装须知

体检当天着分体轻便、易于穿脱的衣裤、鞋袜，避免穿连体衣裤。为了保证眼底检查的准确性，体检当日不建议佩戴隐形眼镜。

▲抽血须知

抽血当天早上不宜剧烈运动，抽血最佳时间以早上7:30—9:30为宜，最晚不超过10点。抽血后建议按压穿刺点5分钟。

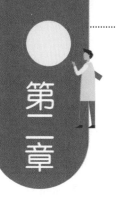

第二章 教您读懂体检报告中医生的常见"暗语"

第一节 看体检报告有诀窍

　　看报告时，建议您先看医生的"汇总分析"，这部分是医生以其专业知识，针对受检者的体检结果所做的综合检查项目的解读。汇总分析与建议，是整份报告的精华所在。看完"汇总分析"，接着可就各单项检查结果逐项阅读。若结果前面有符号，并不一定代表该项检查为异常，尤其是数字型的结果，前面的符号只是表示体检数据不在参考范围内，不一定代表有病。

　　若有以前的体检报告，则可以比较前后两次的变化和趋势，看看自己的健康是否有变化。至于各单项检查的意义和详细说明，建议您可以向各大体检机构索阅相关资料。

　　当要表明被检验物质的有或无时，即为定性检验的结果，一般用"（+）"表示"阳性"；用"（±）"表示"弱阳性"；用"（-）"表示"阴性"。

　　"阳性"或"（+）"可以提示或代表"检查结果异常"。例如，尿常规化验时，尿蛋白"阳性"或"（＋）"，则表明尿液中可以检测出蛋白，尿中有蛋白常见于肾脏疾病、心力衰竭、发热性疾病和泌尿系统感染等，即检验结果异常，需引起足够的重视。但是也有例外，如乙肝表面抗体（缩写为HbsAb或抗-HBs）是一种保护性抗体，可中和乙肝病毒，抵御再次感染。若乙肝"二对半"检验结果为表面抗体"阳性"或"（＋）"，则说明可能以往有乙肝感染或隐性感染史，目前正处于恢复期；还可能是接种过乙肝疫苗的结果。接种乙肝疫苗的目的，就是希望产生保护性抗体，达到预防乙型肝炎的目的。可见，这个项目的"阳性"结果是好的。

当要表明被检验物质的多少时，即为定量检验的结果，则用"具体数值"的形式报告，并附有结果的正常参考值范围，但不同医院、不同方法检测所使用的正常参考值可能略有差异。一般用："HIGH/H"等表示"数值高于正常"；以"LOW/L"等表示"数值低于正常"。

一般情况下，超出正常参考值范围都可能属于异常。如血常规里的白细胞（WBC）计数为定量检验结果，正常成人参考值范围为（4～10）×10^9/L。白细胞增多常见于严重创伤、感染、出血、中毒、血液疾病等。白细胞减少常见于病毒性感染、严重败血症、药物或放射线损伤以及某些血液病等。

对于异常的检验结果，除了上述的表示方法以外，有些化验报告单上还会用特殊的字体或符号（如"*"或"！"）给予着重指出，以提醒医生和体检者注意。

第二节 体检结果中的假阳性与假阴性会吓到我们

所谓"假阳性"是指无异常者被检查为异常（没病当成有病），"假阴性"则正好相反，即有异常者被检查为正常（有病当成没病）。容易出现假阳性或假阴性的检查方法都不是好方法。而从筛检的立场来看，在利弊取舍之间，宁可有假阳性，也不要有假阴性，以免筛检不到疾病，导致有漏网之鱼。

理想的检查方法最好是假阳性与假阴性都很低。假阳性低的另外一种表示方法，就是特异性高，代表没病的正常人不易被判为有病；假阴性低的另外一种表示方式就是敏感度高，代表有病的人不易被判为正常。

例如，针对100位正常人做检查，若结果有98位正常，则其特异性为98%，假阳性为2%；若针对100位病人做检查，结果有80位异常，则其敏感度为80%，假阴性为20%。

所以，了解假阳性和假阴性比率，将有助于判断体检结果的可靠程度。

另外，每一种检查方法都有其敏感度和特异性，不同机构所使用的采检工具、仪器、试剂等各不相同，敏感度与特异性必然不同，这就是不同的检测机构会产生不一致的检测结果的原因之一。

第三节 我来带您理解体检报告中的"专业用语"

一、复检

我们常常听到"复检"这个字眼，但复检究竟是什么意思呢？是身体哪里出了毛病？复检有这么重要吗？

复检，就是重复同样的单项检查。当一项检查结果存疑，或一次的结果无法下结论时，针对同一项目再做一次检查，根据两次的结果再去解读，才能做出结论，这就是复检。

通过复检，一是排除可能因生理状况变动所导致的偏差，如女性在生理期，容易造成尿液及粪便潜血检查的干扰，有时需要重新检查；也有可能在照X线的时候，因为移动造成影像模糊等。二是可检测在此期间受检者是否有病情加重的现象，借此帮助医生诊断。

总的来说，复检可以说是配合健康检查的必要步骤，也是健康检查的延伸。当受检项目出现异常值，而医生嘱咐需要复检时，受检者一定要复检，这才算是做完一次完整的健康检查。至于间隔多久复检最合适，则取决于个人的状况以及医生整体考虑后的专业判断，并没有一定的标准。

二、追踪

当检查的结果已有结论，为观察其变化或评估治疗效果，就必须追踪。追踪通常是定期进行，至于要间隔多久需要看具体情况。追踪所用的检查方法可以和原来的方法相同，也可以采用不同的方法，或两者并用。

进一步检查：当筛检方法不足以作为诊断根据时，就必须到医院做进一步检查。进一步检查所用的方法通常不同于原来的方法。例如，体检心电图检查提示心脏壁肥厚，就应到医院进一步做心脏超声才能最后确诊。

三、就医

当体检结果已明显显示疾病、需要治疗时，就必须就医。例如，肝功能检查谷草转氨酶、谷丙转氨酶结果超过正常值的十几倍时，明显为急性肝炎，必须立即就医。

如何理解影像报告中"未见异常"的含义：每种影像检查都有其自身的特点和限制，病变不同阶段对不同检查的敏感性也不同，所谓"某项检查未见异常"，只是提示该种检查未发现它能显示的病变，其准确性是相对的。

如何理解影像报告中"请结合临床"的含义：一个完整、准确的诊断有赖于对受检者的临床表现（包括症状、体征、病史、家族史、手术史等）及实验室检查、影像检查等多项资料的综合分析。由于检查时间有先后，加上经验的限制，影像检查时可能还没有相关检查结果，或由于申请单提供的相关资料不全，影像医师无法作出全面、准确的诊断。习惯的做法是，在陈述了所见异常后，在报告结尾再加上"请结合临床"的后缀。下一步该怎么做要提醒受检者，如找医生进行综合评估报告等。

第四节　体检中的医学提醒与告知须知

医学科技发展至今，对于疾病筛检仍存在空白与盲点，因此，有些疾病及部分癌症尚无法达到100%的检出。鉴于此，为提醒受检者注意，在健康检查大报告书、预防保健后续咨询单或健康检查注意事项中特别加以说明：若本次体检未发现异常的部分，并不代表完全没有潜在疾病；若有疾病症状出现时，应立即就医。对有关健康问诊，也应提醒受检者务必详细告知。因为有关健康问诊的资料是医生解说健康检查结果时的重要依据，若不据实告知，可能造成医生诊断结果不完全而影响疾病的治疗时机，千万不可忽视。

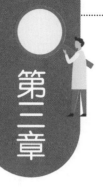

手把手教您来读懂健康密码

第二章

第一节 如何判断我们的身体距离完美有多远

一、BMI

身高、体重、体质指数是体检的一般项目，也是最基础项目，测量身高、体重可以判断人的生长发育和体型发育是否正常，有无不健康的增重，是否发生肥胖症。同时，一些消耗性疾病，如结核、糖尿病、癌症等，经常会伴随着体重的下降。所以动态做好身高体重的记录，可以了解个人的基本状况。

标准体重（kg）=身高（cm）-105

女性按照上述公式再减2～3kg为标准体重，增减10%以内都属于正常范围，超过10%者为超重，超过20%者为肥胖，体重低于正常10%以内都属于体重减低，低于20%者为消瘦。

身体体质指数（BMI）是目前国际上常用的衡量人体胖瘦程度以及是否健康的一个重要标准，也是用来评估体重与身高比例的参考指数。

计算公式：BMI=体重（kg）÷身高的平方（m²）

$$BMI=体重（kg）÷身高的平方（m^2）$$

表1　BMI范围标准

标准	BMI
过瘦	<18.5
健康体重	18.5≤BMI<24.0
超重	24.0≤BMI<28.0
肥胖	>28.0

二、人体成分分析仪在健康管理中的应用

1.定义

人体成分是指体内各种成分的含量：肌肉、骨骼、脂肪、水和矿物质等，常用人体内各种物质的组成和比例表示；所以人体成分是反映人体内部结构比例特征的指标。从人体解剖学、生理学和体质学的角度分析，人体内部结构保持一定的比例，将有助于维持机体的正常结构和功能。一旦机体内部各成分比例失衡，不仅会使人体正常结构和功能遭到破坏，而且还会影响人体的生长发育和体质水平。伴随人类生存条件和饮食结构的改变，高热量、高脂食物的过量摄入已经成为威胁人类健康的危险因素。所以，关注人体成分的测量与评价已经成为热点性话题。

2.测量方法

目前，在健康管理和临床中应用较广的人体成分分析仪（InBody）通过向身体的五个节段部位（右上肢、左上肢、躯干、右下肢、左下肢）施加多频电流进行电阻测量。

InBody操作较为简单，以InBody770为例，操作步骤分为4步：

（1）核对体检者信息，并询问是否有不适宜检测情况（是否携带金属物品；体内是否安装有金属物品，如心脏起搏器、金属钉子、钢板、肢体不全或有假肢，有以上情况者均不适宜做此项测试），如果没有则在电脑里输入体检者相关信息。

（2）体检者脱鞋脱袜，按照图片姿势站立于人体成分分析仪上，保证身体所有测量点与机器接触（如图1所示）。

（3）确认体检者所有测量点与仪器接触良好后点击开始，嘱咐体检者保持这个体位姿势不动。

（4）等检测完成打印报告单核对，即可进行解读。

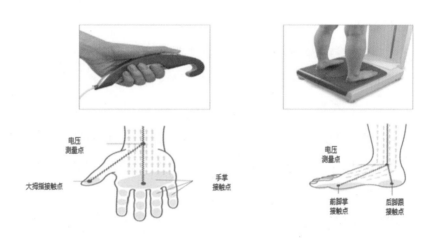

▲ 图1 InBody 操作示意图

3.报告解读

人体成分分析结果报告包含人体成分分析、肌肉脂肪分析、肥胖分析等多部分内容，以下报告内容以InBody770检测结果报告纸（如图2所示）为例。

3.1 人体成分分析

人体成分由水分、蛋白质、无机盐和体脂肪组成。

（1）身体总水分（TBW）

体水分在人体成分中占的含量最多，占体重的50%～70%，分布于人体细胞和体液中。体水分大部分包含于肌肉组织细胞中，健康人的肌肉中含70%以上水分，而在无机盐与体脂肪中包含的含量极少。

（2）蛋白质

蛋白质是含氮的固态物质，存在于人体所有细胞内，参与构成细胞成分，也是组成肌肉量的主要成分。蛋白质与细胞内水分直接相关，因此人体缺乏蛋白质会引起细胞内水分减少，间接表明细胞营养不良。

（3）无机盐

无机盐是保持人体健康的重要物质。InBody770能够确定人体的两大部分无机盐：骨内含量与骨外含量，骨内含量是存在于人体所有骨骼内的无机盐，含量占到了人体总无机盐的80%，而骨外含量则是包括身体除骨骼外所有其他部位的无机盐。人体内的无机盐含量与身体肌肉重量有很高的相关性，肌肉重量增加后，骨骼内无机盐含量也会相应增加。

（4）体脂肪

身体脂肪重量是指人体包括脂肪细胞和非脂肪细胞在内所含的脂肪量总和。用电阻抗分析法虽然不能直接测定脂肪量，但可以通过身体重量减去脂体重来计算：体脂肪 = 体重 - 去脂体重。

（5）肌肉量

肌肉量是体重减去体脂肪含量和无机盐含量的部分。肌肉量并非是我们平时所理解的骨骼肌或肌肉，而是人体成分中的瘦组织群。

（6）去脂体重

去脂体重是体重扣除体脂肪的部分。

3.2 肌肉脂肪分析

肌肉脂肪分析包括了对体重、骨骼肌重量和体脂肪三个指标的测定，并用数值和条形柱图显示这三个指标与标准参考值的比较分析结果。

（1）体重（kg）

100%标准参考值是根据受试者的身高推算的理想值，该值也可以根据体重指数（BMI）标准体重计算法来计算。

BMI标准体重计算方法：理想体重（kg）=理想BMI×身高^2（m^2）

（2）骨骼肌（kg）

100%标准参考值是根据受试者的标准体重计算出的骨骼肌重量理想值。人体有三种肌肉，即心肌、平滑肌和骨骼肌，而运动主要对骨骼肌的重量有影响。人体成分分析仪能够从肌肉量中将骨骼肌区分出来，通过比较身体脂肪重量和骨骼肌重量，就可以更客观准确地评价受试者的肥胖度。

（3）体脂肪（kg）

100%标准体脂肪是根据受试者的标准体重计算出的体脂肪理想值。一般来说，男性的理想脂肪百分比为体重的15%，女性的理想脂肪百分比为体重的23%。测试报告通过条形柱图将测试结果以体重百分数的形式显示出来，并与标准值进行比较以显示对受试者体脂的评价。

3.3 肥胖分析

肥胖分析项目中BMI与体脂百分比结合，可更准确地诊断肥胖。并能判断出体重在正常范围但体脂百分比超标的低肌肉型肥胖。

（1）BMI（身体质量指数kg/m²）

从公式BMI=体重（kg）/身高²（m²）我们可以看出BMI主要用于外观肥胖度，它被用在内科学、食品科学及运动医学等研究领域，是诊断肥胖的重要指标。然而该指标的使用范围有限，虽然不能用于肌肉发达的成年人、孕妇、儿童及65岁以上的老人，但是体质指数仍然是目前最常用的指标，许多研究都选择采用体质指数法来预防"慢性病"，因此报告中仍然包括了该指数的计算结果。

（2）体脂百分比

体脂百分比（%）=体脂肪（kg）/体重（kg）×100%

男性的标准体脂百分比为15%，女性为23%，男性的体脂百分比标准范围为标准体重的10%～20%，女性为标准体重的18%～28%。

如果一位受试者的体脂百分比测量值超过正常值范围，将被诊断为"肥胖"。如果受试者体脂百分比低于正常值范围，则被诊断为"体脂过低"，体脂过低又分两种情况：第一种是受试者的肌肉比重很高，因其体重仍然在正常范围内，或者超过正常；第二种是受试者属于营养不良类型，因身体缺乏脂肪或骨骼肌比重较低而属于健康的类型，这类受试者比常人更容易罹患临床疾病。

3.4 肌肉均衡

在"肌肉均衡"栏中，每个身体节段都有两个条形图，可以科学地评估瘦体重，上方条形图旁边的数字表示受检者的瘦体重。如果上部条形图的长度达到100%，则受检者拥有基于他或她的身高的理想瘦体重。如果下方条形图达到100%，则受检者具有基于当前体重的理想瘦体重。分节段的肌肉均衡分析可以使受试者看到自己瘦体重的分布情况，这有助于专业人员密切监控瘦体重变化并根据需要进行调整。

3.5 细胞外水分比率分析

细胞外水分比率（节段）显示身体各部位细胞外水分比率的项目，可查看各节段的细胞内水分和细胞外水分是否分布均衡，细胞外水分比率可查看身体各部位是否有水分积聚，尤其对于手术患者或透析患者，应用于判断疾病恢复状态的指标。

人体成分分析仪能够将身体水分分成细胞内水分占身体总水的62%和细胞外水分占身体总水的38%（包含间质液及血浆两部分），并用浮肿指数来计算身体的水分平衡情况。细胞外水分比率能够显示整体浮肿与局部浮肿。健康的机体拥有比较稳定的细胞内水分和细胞外水分比例，当细胞外水分因为某种原因增加的时候就会出现浮肿。细胞外水分比率的标准值范围在0.36~0.39，0.39~0.40为轻度浮肿，如超过0.40即为浮肿。细胞外水分比率=细胞外水分/身体总水分。

3.6 内脏脂肪面积

内脏脂肪是存在于器官周围的脂肪。内脏脂肪多，患糖尿病、中风和痴呆相关疾病的风险会增加。建议人们将内脏脂肪水平保持在10以下或内脏脂肪面积低于$100cm^2$。

3.7 基础代谢率

基础代谢率（BMR）是指人在休息状态下维持基本生命功能所消耗的最低能量。人体成分分析仪采用基于FFM（去脂体重）的方法分析基础代谢率，这种方法计算的结果最接近于准确的基础代谢率。

3.8 腰臀比

腰臀比（Waist-Hip Ratio，WHR）是腰围和臀围之比，是判断腹部肥胖的指标之一。腰臀比值男性0.9以上，女性0.85以上时可判断为腹部肥胖。即使体脂肪含量相同，但根据体脂肪分布的部位不同，其健康危险性也不同。腹部肥胖比均匀性肥胖患高血压、糖尿病、高血脂等慢性疾病的危险性高。在此报告之中按腰臀比值把腰臀比评价分为低标准、正常、腹部肥胖三种。

3.9 身体细胞量

身体细胞量显示的是人体器官内所有含水分和蛋白质的细胞数量，主要用于评价受试者的营养状况。该指标能够灵敏反应身体健康状况不佳的病人的营养状况，健康人的营养状况能够用体重指数（BMI）或游离脂肪重量来反映，而有腹水或水肿症状的病人由于细胞外水分明显增加而难以准确测定游离脂肪的重量，因此对这些人群来说用身体细胞量来评价其营养状况更为可靠。

人体成分分析是近年来兴起的一种临床体检方法，操作简便、无辐射、费用低，能够准确测定身体成分，有效地筛查疾病，为临床治疗和疾病的预防提供依据，在健康管理中有着较高的应用价值，已成为健康体检的重要检测内容。

InBody

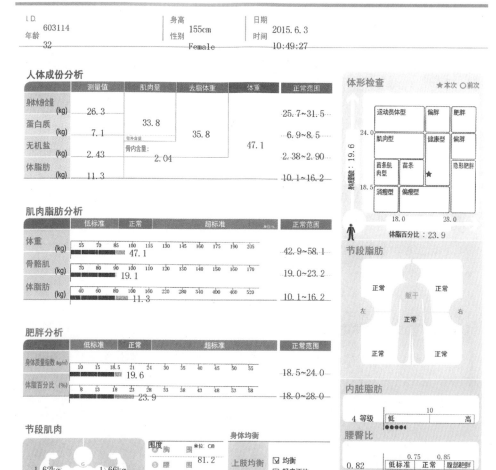
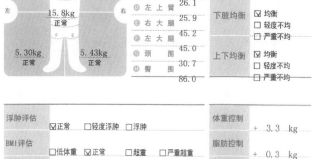
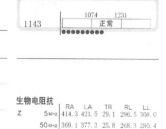

▲ 图2 人体成分分析仪（InBody 770）测试结果纸

第二节　常规的内科和外科内容有哪些您知道吗

一、我们对心肝脾肺肾健康指标知多少

人体主要脏器有心、肝、脾、肺、肾等，这些都在内科体检范围之内，通过查体对许多疾病和体征，如支气管炎、肺炎、胸膜炎、心律失常、心包炎、心肺功能不全、先天性心脏病、肝脾肿大、贫血、黄疸等有初步的了解判断。

【体格检查】

▲胸廓

有无异常胸廓，异常胸廓多见于慢性消耗性疾病及维生素D缺乏的人群。

▲肺与胸膜

了解呼吸音、有无啰音与炎症等。

▲脉搏

次数是否正常，搏动是否规律。正常人的脉搏和心率是一致的，成年人正常脉搏是60～100次/分钟，老年人心率会稍慢一点，成年人的心率大于100次/分钟，称为心动过速，小于60次/分钟，称为心动过缓。

▲血压

了解血压高低，有无高血压或低血压。

▲心脏

检查心尖搏动、心界大小、心率快慢、节律是否整齐，有无心脏及血管杂音、心包摩擦音。心脏检查主要是查看心尖冲动位置是不是正常，心音强弱、心率快慢有没有变化，心律是否整齐，各瓣膜区有无杂音，以便及早发现心脏疾病。

▲肝脏

通过触及肝脏的质地、大小，可以了解肝脏的性质，在正常情况下，肝脏质软，慢性肝炎时质韧，肝硬化时质硬，还可通过有无压痛判断肝脏是否有病变。

▲脾脏

是否肿大及肿大的程度。

▲肾脏

大小、硬度及移动度等。

▲腹部

外形、软硬度、压痛、是否有包块等。

【温馨提示】

※ 体检前要告知医生以前有没有健康问题。

※ 听心肺、触摸腹部器官时，须平躺于诊断床上，松解裤带，双腿屈曲，配合医生检查。

二、如何通过体检了解我们的身体

外科检查是对一般情况（营养、体态、皮肤、面容等）的观察及甲状腺、浅表淋巴结、乳腺、脊柱、四肢关节、泌尿生殖器、肛门与其他部位的一般检查。系统的外科检查可以早期发现一些常见病症，如骨质增生、前列腺肥大、脂肪瘤、乳腺增生、痔疮等；而某些恶性肿瘤也可以通过外科检查发现，如乳腺癌、直肠癌等。

【问诊】

● 既往手术史：有无肺、肝胆、消化系统、泌尿系统、甲状腺、乳腺等既往明确诊断的外科疾病手术史。

● 既往疾病：既往发生过的运动系统损伤和相关疾病。与外科疾病相关的恶性肿瘤家族史；肺、结肠、直肠、肝、肾、乳腺、甲状腺等癌症疾病。

● 主要自觉症状：包括与消化道有关的症状，如便血、排便习惯改变、大便形状改变等，以及与排尿有关的症状，如尿频、尿急、尿痛、排尿困难等。

【体格检查】

▲一般检查

主要包括对发育、营养状况、面容、表情、体态、步态等的观察。

▲颈部检查

淋巴结、甲状腺、气管及颈部血管观察。

▲皮肤、体表及浅表淋巴结检查

皮肤颜色、弹性、光泽，是否存在瘢痕及其他改变。颌下、颈部、锁骨上下、腋窝、腹股沟等处淋巴结是否有肿大。

▲胸部及乳腺检查

检查胸部是否有畸形、胸廓活动度及心肺情况；乳腺检查主要观察乳腺发育情况、是否对称、是否存在畸形，同时进行乳腺触诊检查。

▲脊柱、四肢检查

观察脊柱生理弯曲、活动情况、是否存在畸形及侧弯；四肢发育、活动情况，观察是否存在畸形、水肿及静脉血管曲张。

▲腹部检查

腹部是否有畸形、是否有压痛；肝、胆、脾是否肿大；腹部有无肿块、有无腹壁疝及腹股沟疝存在。

▲肛门检查

包括肛门外观检查、肛门指检、前列腺初诊检查（男性）。

▲外生殖器检查

男性体检者包括外观检查，阴茎、阴囊及睾丸、附睾、精索的触诊；女性体检者则进行妇科专科检查。

【温馨提示】

※ 注意不要摄入过多食物，以免影响检查结果。

※ 由于肛诊可能会带来不适感，所以体检者须积极配合医生的检查。

第三节 一招教你读懂血检报告

在体检中，每年都需要进行一些常规的抽血项目检查，对身体整体情况的基本了解是非常具有价值的，可以在身体还没有出现不适感的情况下及早地发现一些问题。

（一）血常规检查

血常规是最基本的血液检验，是指通过观察血细胞的数量变化及形态分布从而判断血液状况及疾病的检查。血常规中的许多指标都是一些常用的敏感指标，也是观察治疗效果、用药或停药、继续治疗或停止治疗、疾病复发或痊愈的常用指标。下表简单分析了血常规包含的项目、参考值及一些临床意义。

表2　血常规指标、参考值及部分临床意义

项目名称	单位	参考区间	临床意义
白细胞	10^9/L	3.50 ~ 9.50	增高，提示可能感染
中性粒细胞百分比	%	40.0 ~ 75.0	增高，提示可能是细菌感染
淋巴细胞百分比	%	20.0 ~ 50.0	增高，提示可能是病毒感染
单核细胞百分比	%	3.0 ~ 10.0	
嗜酸性粒细胞百分比	%	0.40 ~ 8.00	增高，提示可能是过敏或寄生虫感染
嗜碱性粒细胞百分比	%	<1.00	增高，提示可能是过敏或寄生虫感染
中性粒细胞百分比	10^9/L	1.8 ~ 6.3	

续表2

项目名称	单位	参考区间	临床意义
淋巴细胞绝对值	10^9/L	1.1 ~ 3.2	
单核细胞绝对值	10^9/L	0.1 ~ 0.6	
嗜酸性粒细胞绝对值	10^9/L	0.02 ~ 0.52	
嗜碱性粒细胞绝对值	10^9/L	<0.06	
红细胞	10^{12}/L	男：4.30 ~ 5.80 女：3.80 ~ 5.10	两项降低提示贫血，贫血的程度由血红蛋白决定，120-90提示轻度贫血；90-60提示中度贫血；60-30提示重度贫血；<30提示极重度贫血
血红蛋白	g/L	男：130 ~ 175 女：115 ~ 150	
红细胞压积	L/L	男：0.40 ~ 0.50 女：0.35 ~ 0.45	
红细胞平均体积	fL	82.0 ~ 100.0	贫血的类型主要看这两项指标，两者均升高提示大细胞性贫血，如巨幼红细胞性贫血；两者均降低提示小细胞性贫血，如缺铁性贫血
平均血红蛋白量	pg	27.0 ~ 34.0	
平均血红蛋白量浓度	g/L	316.0 ~ 354.0	
红细胞分布宽度变异系数	%	12.2 ~ 14.8	
有核红细胞百分比	100WBC	≤0	
有核红细胞绝对值	10^9/L	≤0	
血小板	10^9/L	125 ~ 350	提示凝血功能，降低提示出血
血小板压积	%	0.19 ~ 0.39	
平均血小板体积	fL	9.2 ~ 12.0	
血小板分布宽度	fL	9.6 ~ 15.2	

（二）肝功能九项检查

我们每个人都需要定期进行肝功检查。因为肝脏是人体最大的实质性器官，担负着多样的生理功能。肝功能是反映肝脏的生理功能，肝功能检查在于检测肝脏有无疾病、肝脏损害程度以及查明肝病原因、判断预后和鉴别发生黄疸的病因等。

肝功能检查，对肝炎、肝硬化等患者病情的判断极为敏感和重要。发生这些病变时，首先影响到肝脏的代谢、免疫、合成等功能，使得这些极其敏感的指标在肝功能检查中体现出来。以下指标检查结果提示的相关疾病均须由专业医生结合临床表现进行综合分析。

表3　肝功能九项指标、参考值及部分临床意义

项目名称	单位	参考区间	临床意义
总蛋白	g/L	65.0 ~ 85.0	增高，提示脱水
白蛋白	g/L	40.0 ~ 55.0	
球蛋白	g/L	20.0 ~ 40.0	
白蛋白/球蛋白		（1.2 ~ 2.4）：1	
丙氨酸氨基转移酶	IU/L	男：9.00 ~ 50.00	增高，提示肝炎，脂肪肝，肝脏肿瘤，肝硬化，溶血性疾病，心肌梗塞，肌肉病变
		女：7.00 ~ 40.00	
天门冬氨酸氨基转移酶	IU/L	男：15.00 ~ 40.00	增高，提示心肌梗塞急性期，肝炎，心肌炎，胸膜炎，肾炎，肺炎，肌炎
		女：13.00 ~ 35.00	
AST/ALT	AST/ALT		

续表3

项目名称	单位	参考区间	临床意义
总胆红素	μmol/L	≤23.0	增高，提示急、慢性肝炎，梗阻性黄疸，血色素沉着症，肝癌胆结石，胆管炎，肝硬化，溶血性疾病
直接胆红素	μmol/L	≤8.0	增高，提示肝炎，肝硬化，药物性肝损害，肝癌，肝内结石，胆道阻塞
间接胆红素	μmol/L	≤15.0	增高，提示溶血性疾病，葡萄糖醛酸转移酶缺乏症
碱性磷酸酶	IU/L	男：45.0 ~ 125.0 女：35.0 ~ 100.0	增高，提示阻塞性黄疸，肝炎，肝癌，畸形性骨炎，佝偻病，软骨病，骨癌转移，骨折修复期
γ-谷氨酰转肽酶	IU/L	男：10.0 ~ 60.0 女：7.0 ~ 45.0	增高，提示肝内和肝外梗阻性黄疸，肝炎，肝硬化，酒精或药物性肝损害

（三）肾功能检查

肾脏是人体最重要的器官之一，其功能是分泌和排泄尿液、废物、毒物和药物；调节和维持体液容量和成分（水分和渗透压、电解质、酸碱度）；维持机体内环境（血压、内分泌）的平衡。通过肾功能检查结果，可以帮助医生初步判断被检者是否有肾脏相关疾病以及疾病严重程度。对于诊断疾病、评估病情、指导治疗均有重要作用。肾功能检查也是常规体检的检查项目之一。

表4 肾功能三项指标、参考值及部分临床意义

项目名称	单位	参考区间	临床意义
尿素	mmol/L	男：3.1~8.00	是蛋白质代谢的终末产物，减低常见于低蛋白饮食、肝衰竭等；增高常见于急慢性肾炎、重症肾盂肾炎、各种原因所致的急慢性肾功能障碍、心衰、休克、大量内出血、烧伤、失水、肾上腺皮质功能减退症、前列腺肥大、慢性尿路梗阻等，生理性增加见于高蛋白饮食
		女：2.60~7.50	
肌酐	μmol/L	男：57.0~97.0	一般情况浓度稳定，不受饮食影响，可反映肾小球的滤过功能。降低见于进行性肌萎缩、白血病、贫血等；增高见于各种原因引起的肾小球滤过功能减低，如甲亢、心衰、脱水、肾病综合征等；可评估慢性肾衰竭的病变程度和分期
		女：41.0~73.0	
尿酸	μmol/L	男：208.0~428.0	是嘌呤碱基的代谢产物，可反映肾小球滤过及肾小管重吸收功能。降低见于肾小管吸收功能损伤；增高见于痛风、肾功能减退、肾衰、肝衰、剧烈活动及高脂肪餐后等
		女：155.0~357.0	

第四节　眼睛健康ABC

眼科检查的内容包括一般视力检查、外眼及内眼检查，应该注意的是，所有人都应进行眼底检查。

【问诊】

- 有无眼病史、外伤史、眼手术史，有无高血压、糖尿病史，是否近视，配戴眼镜度数，有无眼遗传病史等。

- 自觉症状：有无视力下降、眼疲劳、异物感等。

【体格检查】

▲视力

了解眼近视的程度。

▲结膜

睑结膜、球结膜是否有炎症、出血等。

▲角膜

注意透明度，有无白斑、溃疡等。

▲巩膜

注意有无黄疸，脂肪沉着。

▲视网膜（眼底）

有无变性、出血、萎缩、脱落等。

▲辨色力

了解有无色盲、色弱等。

【眼底检查】

眼底检查是检查玻璃体、视网膜、脉络膜和视神经疾病的重要方法。通过观察眼底血管的变化，可以反映心、脑等重要器官和组织的血管变化情况，对高血压、肾病、糖尿病、妊娠毒血症、结节病、某些血液病、中枢神经系统疾病等的早期防治有着十分重要的意义。

一、近视眼

近视指在眼调节静止状态下，外界平行光线经过眼的屈光系统后，聚焦于视网膜之前的一种光态，近视患者远点移近。

【病因及发病机制】

近视眼的病因比较复杂，确切的原因仍未完全明确，一般认为与遗传和环境两大因素有关，营养失调、微量元素缺乏等也会影响近视的发展。

▲遗传因素

遗传在近视的发生发展中起重要作用，一般认为病理性近视眼为常染色体隐性遗传，单纯性近视眼为多因素遗传。

▲环境因素

以下环境因素和近视眼的发生发展有关。①形觉剥夺：在照明不足、字迹模糊不清时，外界物体在视网膜上的成像不清，容易造成近视。②离焦点：当外界物体成像于黄斑之后，容易促使眼轴变长，导致近视的产生，如验光配镜过矫。③空间限制：长时间的近距离阅读、工作等，易导致近视的发生。④调节功能紊乱和衰退：过度使用调节也可导致近视的发生。

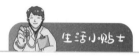

1.对于真性近视患者，根据其戴眼镜的种类进行指导

△配戴框架眼镜者应告知其眼镜保养方法：①戴上和脱下眼镜时要用双手扶好镜架臂。②摆放眼镜时不要镜面朝下，避免磨损镜片中心部分。③清洁镜片可用清水冲洗后，再用专用拭镜布或柔软的纸巾擦干。

△配戴角膜接触镜应注意：

①应每天晚上取下进行清洁和消毒，不能戴镜过夜。

②连续配戴的时间不能太长。

③清洁、消毒药水应为专用药水。

④眼部有炎症时应停戴，同时到医院进行检查诊治。

2.养成良好的用眼卫生习惯，预防近视

①避免过度用眼：一次持续用眼时间不要过长，一般持续用眼一小时即应休息5～10min，保证充足的睡眠时间，控制看电视和玩游戏时间。

②改变不良的用眼习惯：养成良好的读写习惯和姿势，避免用眼过近，不在动荡的车厢内阅读或边走边读，不躺在床上阅读等。

③改善视觉环境，保持阅读环境中适宜的光亮度和对比度，不在阳光直射或昏暗的光线下阅读。

④定期检查视力：一般青少年每半年检查一次，以便及时发现视力下降，必要时给予验光配镜。

⑤高度近视者，应避免跳水及其他剧烈运动，防止眼底出血或出现视网膜脱离。

⑥保持身心健康，生活有规律，锻炼身体，增强体质。

⑦合理的饮食习惯，避免偏食。多食富含蛋白质、维生素的食品，如新鲜水果、蔬菜、动物肝脏、鱼、蛋等。

3.眼科定期复查：尽量半年到一年检查一次。

二、干眼症

干眼症又称角结膜干燥症，是因泪液分泌质或量的异常，或动力学的异常引起泪膜不稳定，并伴有眼部不适和（或）眼表组织病变的一类疾病。干眼症临床上通常分为两类：泪液生成不足型和蒸发过强型。最常见症状为眼部干涩感、异物感和视疲劳，其他还有烧灼感、痒感、畏光、视物模糊、不能耐受有烟尘的环境等。

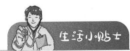

△消除诱因：注意用眼卫生，避免长时间阅读和使用电脑等容易产生视疲劳的因素，对于因长期应用电脑等引起的干眼症，应以预防为主，应保持正确的姿势，视线稍向下，眼与屏幕距离40～70cm；一般在用电脑1～2小时后休息10～15分钟，并向远处眺

望，按摩眼部，放松眼部肌肉。避免接触烟雾、风尘环境；使用空调时要增加环境湿度。屈光不正者，应配戴适合度数的眼镜，如选戴角膜接触镜，应配用质量较好的护理液。

△冬季干燥的室内或在空调房内放置雾化加湿装置，增加空气湿度。

△戴隐形眼镜者，晚上应将其取下清洁消毒，并滴用一些保湿眼液。

△纹眼线和双眼皮手术会破坏分泌泪液成分的腺体，造成干眼症。所以尽量避免接受此类手术。

△提高睡眠质量，减少熬夜，情绪保持乐观，缓解压力。

三、眼底动脉硬化

眼底动脉硬化表现为眼底的视网膜动脉硬化，高血压、高血脂、高血糖以及年龄因素均可导致眼底动脉硬化。眼底的视网膜动脉硬化程度可反映脑血管和全身其他血管硬化的情况。

△如确诊为高血压，应积极防治，将血压控制在正常水平。

△定期检查血脂、血糖，将血脂、血糖控制在正常水平。

△注意眼手卫生。

△眼科定期复查。

四、翼状胬肉

翼状胬肉是常见的变性结膜病，为睑裂部球结膜及结膜下的纤维血管组织呈三角形向角膜侵入，形似翼状。通常双眼患病，多见于鼻侧。

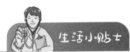

△小而无需治疗者，应做好健康宣教工作，避免风沙、粉尘、长时间光照等环境，定期门诊随访。

△户外活动时戴上防风尘及防紫外线眼镜，避免风尘环境和减少户外工作时间。

五、青光眼

青光眼是一组以视乳头萎缩及凹陷、视野缺损及视力下降为共同特征的疾病。

发病原因：病理性眼压增高；视神经供血不足。

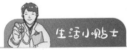

△注意养成生活规律、劳逸适度、睡眠充足等良好的生活方式。平日注意少量多次饮水，不要一次大量饮水或喝浓茶，以免影响正常眼压调节。避免长时间阅读或在暗处停留时间过久，室内光线要适宜，防止过强或过暗。同时要按医嘱定时滴眼药水。

△注意眼手卫生。

△眼科定期复查。

六、白内障

白内障是晶状体混浊影响视力的一种主要的致盲性眼病，分为年龄相关性白内障、代谢性白内障、外伤性白内障、并发性白内障、先天性白内障等。

【症状、体征】

▲初发期

混浊起于晶状体赤道部皮质，呈尖端向瞳孔区的楔形混浊，但瞳孔区透明，视力不受明显影响。

▲膨胀期

也称未熟期，晶状体呈不均匀的灰白色混浊，虹膜瞳孔缘部与混浊的晶状体皮质之间尚留有透明皮质。用斜照法检查时，光线投照侧的虹膜阴影投照在深层的混浊皮质上，在该侧瞳孔内出现新月形投影，称虹膜投影。此期视力明显减退，眼底不能窥入。

▲成熟期

晶状体完全混浊，虹膜投影消失，视力降至光感或数指。

▲过熟期

晶状体皮质分解或液化，晶状体核沉于下方。上方前房变深，下方前房变浅，上方虹膜震颤。由于核下沉可使视力有所提高。

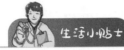

△多食蛋白质含量丰富的食物及含丰富维生素、粗纤维的蔬菜、水果。平时多食鱼类，能保持正常的视力，延缓病情的进展。

△吸烟易患白内障已被实践所证实，应及早戒烟。

△日常避免过度视力疲劳及照射过多的紫外线。

△眼科门诊进一步咨询、随访。

第五节　关爱口腔健康，不容忽视的"小问题"

　　经过口腔科检查不仅能发现有关的缺陷和问题，也可以查出与全身系统有关的疾病，有些口腔疾病可以作为感染病灶，引起临近血管或身体其他重要脏器的病变，因此定期进行口腔检查，了解口腔及全身健康状况，对于相关疾病早期发现、早期诊断和早期治疗有重要意义。提醒大家注意的是，口腔至少每年检查一次。

【问诊】

　　● 询问病史，有无口腔疾病症状（如牙龈出血、牙垢、龋齿等），全身性疾病在口腔的表征（如血液系统疾病、代谢性疾病等）。

【体格检查】

　　口腔科检查项目包括口唇、口腔黏膜、牙齿、牙周、颞颌关节、舌、腮腺等。

一、龋病

　　龋病俗称"虫牙"，患病率在人类各类疾病中位居前列，是在以细菌为主的多种因素作用下发生的牙体硬组织的慢性疾病，龋病使牙齿的颜色、形态、质地发生改变，最终形成龋洞，形成龋洞就需要用特定材料进行修复。龋病向牙齿深部发展后，可引起牙髓、根尖周组织感染、颌骨炎症，不及时治疗，可向牙体深部发展从而引起牙髓炎，根尖周围炎、颌骨炎症等。最终导致牙冠缺损、牙体丧失，破坏咀嚼器官的完整性，影响消化功能和牙颌系统正常发育。

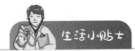

△饭后刷牙或者漱口，睡觉前不再吃任何水果或食物。

△多吃含高纤维的食物、避免过酸、过咸、过冷、过热、过硬和辛辣刺激性食物。

△合理补充钙磷、维生素A、维生素D、无机盐等，有利于牙齿发育、提高抗龋能力。

△每年定期进行口腔检查，早预防、早发现、早治疗。

二、牙周病

牙周病是指牙齿周围支持组织的疾病，包括牙龈病和牙周炎两大类，在我国的患病率约为85.6%，牙周病早期出现刷牙出血或口臭，随着疾病的进展，会出现牙齿咬物无力，严重者出现牙齿松动移位，牙齿疼痛，甚至牙齿自行脱落，不仅严重影响美观，同时也影响咀嚼功能。由于疾病早期仅有牙龈出血而无其他症状，容易被忽视。而早期治疗会获得很好疗效，中晚期治疗只能控制疾病的进展，一旦确诊为牙周炎，就需要终身治疗。

△使用刷头小的保健牙刷。

△学会正确的刷牙方法，采用立刷法，不要横刷，饭后刷牙。

△吃维生素A、维生素D、维生素C及钙磷丰富的食物，如新鲜蔬菜、水果、鸡蛋；不吸烟、不饮酒、不单侧咀嚼。

△每年做一次洁牙治疗。

△用叩齿或舌头舔牙龈来按摩牙周组织和牙龈，起到保护牙周作用。

三、怎样选择牙刷

我们应该根据每个人的口腔情况选择不同的牙刷。最好是在医生的建议下，选择适合自己牙齿状况的牙刷。

牙周病患者应该选择刷毛比较柔软的牙刷，配合巴氏（Bass）刷法可以更好地按摩牙龈并清洁龈沟。

易龋患者应该选择刷毛中硬、平头的牙刷，配合竖转动法刷牙。

有长智齿的人群就选择小刷头甚至儿童牙刷，才能刷到最里面的牙。不同时期的人应该使用不同的牙刷，婴儿、儿童、老年人、孕产妇、正畸患者、种植患者用的牙刷都应该不一样，最好听取牙医给的建议。

四、多久时间换一次牙刷

牙刷使用三个月要更换，若发现刷毛弯曲应该随时更换。平时摆放牙刷要刷头向上放在通风处，最好定期用紫外线消毒。

五、经常更换牙膏可以吗

建议经常更换牙膏品牌。因为药物牙膏中会有一些药物成分能抑制或消灭口腔内的某种微生物，长期使用一种牙膏容易导致菌群失调或破坏口腔微环境。

六、如何正确刷牙

刷牙时间：至少每天2次，一早一晚。我们牙齿上的牙菌斑，在刷牙后1~6小时内新生，因此需要每天至少2次的清理，每次刷牙不少于3分钟。如果条件允许，每餐后应该立刻刷牙，如果不方便，可以选择用清水漱口。

刷牙方法：建议每次每个部位刷10次（来回5次），刷牙时间因人而异，但一般不少于3分钟。应该在餐后15~20分钟刷牙。起床后先用清水漱口，吃早餐20分钟后再刷牙才是最健康的，否则吃早餐后又会有牙菌斑形成。

第六节　动听的声音从耳朵开始

耳鼻喉科检查在体检中不可缺少，因其均位于人体较深的特殊的解剖位置，对于这些部位的检查必须借助于特别的器械和光源才能完成。许多人都认为耳鼻喉不易生病，但恰恰相反，这些器官都与外界直接相通，是人体疾病的多发部位，如鼻炎、鼻息肉、听力下降、鼻咽癌等。许多早期病变，往往不被人重视，延误治疗，以至于发展到较严重程度。因此，一定不要忽略耳鼻喉科查体，通过体检能及时发现病变部位，可立即给予治疗，防止延误病情。

【问诊】

● 询问既往有无耳鼻喉手术史：扁桃体摘除术、鼻中隔矫正术、鼻息肉摘除术、鼻窦开放术、鼻骨骨折复位术、中耳炎手术、咽喉部手术等。

● 询问有无耳鼻喉慢性病史：慢性鼻炎、慢性咽炎、慢性中耳炎、耳鸣等。

● 询问有无外伤史：鼻外伤、耳外伤、颈部外伤等。

【体格检查】

▲耳部

外耳、中耳、听力。

▲鼻部

外鼻、鼻前庭，鼻腔、嗅觉。

▲咽喉部

口咽部、鼻咽部、喉部等。

一、耳鸣

耳鸣是耳科最常见的症状之一，分为主观性耳鸣和客观性耳鸣。临床上以主观性耳鸣为多见，是指主观上感觉耳内或颅内有声音，而外界并无相应的声源存在。其发病率可随着年龄的增长而增高，一般人群中约有17%可发生不同程度耳鸣，老年人的发生率可达33%。客观性耳鸣少见，是指患者和检查者都能听到耳鸣的声音。

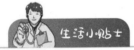

△饮食调摄：养成健康的饮食习惯，避免摄入辛辣刺激性食物，以免刺激加重耳鸣。进食低盐低脂饮食，因盐能使液体在内耳中集聚，加重耳鸣。

△调畅情志：怡情养性，戒骄戒躁，避免焦虑，保持心情舒畅，消除来自工作或生活上的各种压力，解除对耳鸣不必要的紧张和误解，可防止耳鸣的发生及加重。

△调节作息：劳逸结合，生活规律，保持良好的睡眠，养成早睡早起的习惯，保证睡眠时间，有助于防治耳鸣。

△增强体质：戒除烟酒，加强体育锻炼，避免感冒，有助于预防及治疗耳鸣。

△创造适宜的环境：避免处于过分安静的环境下，也应避免接触强烈的噪音，适度的环境声有助于减轻耳鸣的困扰。

△积极治疗原发病：如中耳炎、高血压、糖尿病等相关疾病。

二、阻塞性睡眠呼吸暂停低通气综合征

阻塞性睡眠呼吸暂停低通气综合征是指上气道塌陷阻塞导致睡眠状态下反复出现呼吸暂停和（或）低通气，引起低氧血症、高碳酸血症、睡眠中断，从而使机体发生一系列病理生理改变的临床综合征。患者通常伴有睡眠结构紊乱、打鼾、白天嗜睡、注意力不集中等，频繁发生血氧饱和度下降，并可导致冠心病、高血压、Ⅱ型糖尿病等多器官多系统损害。阻塞性睡眠呼吸暂停低通气综合征在任何年龄均可发病，其中以中年男性发病率居高。

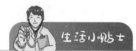

△一般指导：睡觉时要采取半坐卧位或侧卧位，可防止软腭及舌根塌陷，减轻呼吸道阻塞。睡前勿饮酒，避免服用镇静安眠类等中枢神经系统抑制药。

△减肥指导：对肥胖伴阻塞性睡眠呼吸暂停低通气综合征进行减肥治疗的患者，要注意饮食平衡，一日三餐要有规律，低脂、低糖，忌食油腻及油炸食品，戒烟戒酒，加强体育锻炼以减轻体重。

Δ持续正压通气治疗指导：睡眠时佩戴持续正压通气机，使面罩与呼吸机相连，类似吹气球的原理，输送一定压力的空气，将咽部狭窄的部分扩大，从而消除鼾声及呼吸暂停，对纠正夜间低氧血症有明显疗效。适用于中重度鼾症及其他治疗方法失败的患者。患者或其家属应熟悉持续正压通气机的用机方法、治疗原理、消毒、维修和可能出现的问题及排除方法等，对持续正压通气的治疗做到心中有数，以消除紧张情绪和顾虑。

Δ口腔矫治器治疗指导：口腔矫治器主要通过使舌向前，或使下颌前移间接把舌往前移，使颏舌肌等肌肉张力增大，从而使舌根部及舌骨前移，扩大上气道。适用于单纯鼾症及轻度阻塞性睡眠呼吸暂停低通气综合征，特别是有下颌后缩者。对于不能耐受持续正压通气治疗、不能手术或手术效果不佳者可以试用。患者及其家属应熟悉口腔矫治器的使用方法、治疗原理、消毒等，同时注意做好口腔卫生，保持口腔清洁，及时治疗口腔疾病，防止口腔感染。

Δ手术指导：到医院就诊，由医生根据病情选择适宜的手术方法进行治疗。

三、梅尼埃病

梅尼埃病是一种以膜迷路积水为主要病理改变，以反复发作性眩晕、波动性耳聋和耳鸣为典型临床特征的内耳疾病。多发于青壮年，年龄30～50岁。一般单耳发病，也可累及双耳。

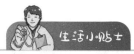

△保持良好心态及稳定的情绪，保证睡眠充足。卧室宜保持安静，空气流通，柔和的光线，适宜的温度，防止噪音。

△适当锻炼身体，预防上呼吸道感染，避免过度劳累，有规律地生活和工作。

△戒除烟酒，不饮浓咖啡、浓茶，给予清淡低盐饮食，注意补充维生素，限制摄入水量，以减轻内耳膜迷路积水，缓解眩晕症状。

△在医护人员的指导下正确用药，禁用耳毒性药物，如庆大霉素、链霉素等。

△疾病发作期间，要卧床休息，必要时可加床栏保护，防止跌倒与坠床，有需要时可适时请求协助。头部转动宜缓慢，不可剧烈，尽量不做转体活动，以免诱引晕眩。同时，不要骑车、登高等，以免发生危险。

第七节　心脏是我们身体的发动机，您必须知道如何保养

一、心电图的检查及相关报告解读

心电图是临床最常用的检查心功能的手段之一，是冠心病和心肌病诊断最早、最常用和最基本的方法。通过心电图检查，可发现心肌梗死有无低电压，心室心房肥大、心肌受损的程度、心律失常、心肌缺血等疾病。同时，能够帮助了解某些药物（如洋地黄、奎尼丁）和电解质紊乱对心肌的影响。

【应用范围】

△记录人体正常心脏的电生理活动。

△帮助诊断心肌缺血、心肌梗死，判断心肌梗死的部位。

△对心律失常类疾病及心脏扩大、肥大有比较好的诊断价值。

△心电图对心血管系统疾病的诊断有着比较重要的意义，还可协助判断其他疾病或药物对心脏的影响。

△判断人工心脏起搏器的功能。

△判断药物或电解质对心脏的影响情况。

【注意事项】

※ 体检前，建议不要穿过紧的上衣和裤子，女性更不要穿连衣裙、连裤丝袜。

※ 做心电图检查前切勿做剧烈运动，最好平静休息 20 分钟。

※有既往病史者，最好在做检查前与医生说明，以便结合以前病史综合分析，最后得出明确的诊断。

※避免过度饥饿或者饱食、饮酒、吸烟、吃冷饮后立即进行此项检查。

【常见心电图报告解读】

▲正常心电图：

　　心律为窦性，心率60～100次/分，心电图各种波形时限、电压均在正常范围内。

▲大致正常心电图：

　　心律亦为窦性，心率可超过或少于正常范围，心电图某些波形存在轻度改变，但时间在正常范围内，如窦性心律不齐。因影响因素较多，一般没有太大的实际意义。

▲异常心电图：

　　心律可为窦性，也可不是窦性，心率变化大，心电图波段时间和电压超出正常标准，或有明显异常，还可见到异位搏动。

（一）窦性心动过速

　　指成年人窦性心率超过100次/分。常见原因为发热、贫血、甲状腺功能亢进、出血、休克、疼痛、缺氧、心肌炎、风湿热、心力衰竭等；也可见于正常人在体力活动、情绪激动、饱餐、饮浓茶和咖啡、吸烟、饮酒、妊娠期等情况之后。一些药物也可致窦性心动过速，如肾上腺素、异丙肾上腺素、麻黄素、阿托品、山莨菪碱等。

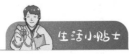

△复查心电图、检查甲状腺功能全项，排除甲亢。

△必要时进一步做动态心电图。

△学会正确监测脉搏，以利于观察病情。

△保持良好心情和心态，避免劳累、感染、寒冷等刺激。

△戒烟限酒，禁食浓茶、咖啡等，每顿饭不宜吃得过饱。

△多吃富含膳食纤维的食物，保持大便通畅。

△有自觉症状及时到医院就诊，在医生的指导下合理用药。

（二）窦性心动过缓

指成年人窦性心率低于60次/分。可见于颅内压增高、甲状腺功能减退症、冠心病、急性心肌梗死等，特别要注意"病态窦房结综合征"的患者，具有很大的危险性；生理状态下可见于运动员、老年人等。

（三）窦性心律不齐

常见于年轻人，是窦性心律的起源未变，但节律不整，与窦性心动过缓同时存在。窦性心律不齐随年龄增长而减少，很少出现症状，通常不必治疗。

（四）引起窦性心律不齐的因素

精神因素：如紧张、激动。

功能性：多见于青少年和婴幼儿，在吸气时心率加快，呼气时心率减慢，屏气时心律正常。

心脏病的表现：Ⅱ°、Ⅲ°房室传导阻滞。

其他心律紊乱的干扰：如出现期前收缩后窦性心律不齐。

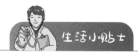

△复查心电图，必要时进一步检查心脏彩超、心电向量，运动负荷实验等。

△消除紧张因素，劳逸结合，保持良好心情和心态。

△学会正确监测脉搏，以利于观察病情。

△有自觉症状及时就医，在医生指导下合理用药。

（五）"正常心电图"就一定没有心脏疾病吗

心电图检查出现"误差"是存在的。最常见的是心肌肥厚，若左心肥厚或者右心肥厚，在心电图上可以表现出来，但若一个人左右心室都肥厚，电位可相互抵消，所以常会表现出"正常心电图"。还有一部分人虽然心脏没病，但在心动过速时，也可能出现类似"心肌缺血"的心电图改变。因此，心电图检查"不正常"，不一定表明心脏有病；而往往被认为是正常"心电图"，也不能断定没有心脏病。如果有典型的心绞痛症状，仅做一般心电图检查是不够的，因此，针对心电图异常情况，可以做24小时心电图动态监测、运动负荷实验、心电向量、心脏超声检查，必要时做心脏冠脉造影等，以便得到及时诊断和合理治疗。

二、24小时动态心电图检查规范及相关结果报告解读

动态心电图检查俗称"背24小时盒子"，通常体检时做一次心电图难以捕捉到有效的诊断依据，但受检者又有明显自觉症状，所以多数情况下医生会建议进行动态的心电监测。动态心电图可连续记录24小时心

电活动的全过程，包括休息、活动、进餐、工作、学习和睡眠等不同情况下的心电图资料，能够发现常规心电图不易发现的心律失常和心肌缺血，是临床分析病情、明确诊断的客观依据。

（一）应用范围

（1）观察正常人（包括儿童）心电图中心率和心律的动态变化。

（2）对患有各种心律失常者可检测出有无威胁生命的心律紊乱，以便得到及时合理的治疗。

（3）常用于各种心血管疾病，如心肌梗死、心肌病、心肌炎等心脏病所致各种心律失常的检测。

（4）广泛用于抗心律失常药物疗效的评价研究工作。

（5）应用于患有晕厥者的研究，以便发现心源性晕厥的病例，得到及时治疗。

（二）24小时动态心电图监测报告解读

（1）正常情况

正常成人24h内心率约10万次左右，最多不超过14.4万次，最少不低于7.2万次，基础心律均为窦性心律。24h内总的室上性期前收缩不超过100次（不超过心搏总数的1%），如期前收缩过多，应考虑为病理性改变，但应结合临床资料慎重考虑。室性心律失常，每小时不超过5次，24h不超过100次（不超过心搏总数的1%）。

（2）心律失常

期前收缩或室性心律失常出现频率超过以上正常范围，考虑为异常动态心电图，心脏的电活动有传导障碍，应到心血管专科就诊。

（3）心肌缺血

动态心电图检测心电图ST-T波的"心肌缺血型"改变意见尚不一

致。一般来说，ST段水平型或下垂型压低应≥0.1mV，至少持续1分钟，两次发作间隔至少1分钟。如心电图原有ST段压低者，应在原有水平上以再压低≥0.1mV计算。T波由直立变为发作时的明显对称性的倒置，也应考虑为心肌缺血性改变。检测无症状性心肌缺血，如能与运动负荷实验及心肌灌注显像结合检查，可提高诊断的阳性率。有心肌缺血征象者需咨询心血管内科医生，或做进一步检查。

三、如何看懂心脏彩超报告

（一）心脏有什么作用呢？

心脏是人体循环系统的重要器官，等同于汽车发动机的作用，是血液循环的动力装置，供应全身组织代谢所需的氧和营养素。

（二）心脏彩超到底有啥用？

心脏彩超又叫作心脏彩色多普勒，是一种没有辐射的超声检查。

检查时，医生用一个超声探头，在人体的胸腔上探测，这个探头就像一个摄像机的镜头，随着镜头移动，被检查者的心脏的各个结构就会清晰地显示在彩超屏幕上，医生借此观察心脏的内部结构、心脏的跳动节律以及心脏的血流情况。

如果把我们的心脏比作一个两室两厅的小家，就分别是右心房、右心室、左心房和左心室四个小屋子。右心房和右心室之间隔着一个叫三尖瓣的门，而右心室还有一个门叫肺动脉瓣。左心房有一个出去的门叫二尖瓣，左心室也有一个出的门叫主动脉瓣。这些"门"都有着非常重要的作用。

心脏的血液流动是从右心房通过三尖瓣，到达右心室，然后再通过肺动脉瓣，进入肺动脉到达肺部，在肺部经氧气交换后，变成富含氧丰富的动脉血经由肺静脉回流至左心房，通过二尖瓣到达左心室，再通过主动脉瓣进入主动脉泵出到全身各部位的血管至组织。

而心脏彩超的作用就在于能清楚地看到心脏的各个房间和门有没有异常，房间的墙壁（房室壁）有没有变薄或增厚。除此之外，彩超还能帮助我们了解心脏的泵血功能怎么样、射血能力够不够、心包有无积液。

（三）什么情况下需要做心脏彩超

心脏彩超是一项非常重要的心脏检查，哪些人适宜做此项检查：

（1）听诊心脏有杂音，需要进一步明确诊断者。

（2）有先天性心脏病的患者需要做心脏彩超来确诊，排除先天性心脏病。

（3）怀疑有心脏瓣膜疾病：心脏瓣膜是心脏的门，这个门只有在该开的时候打开，该关的时候关严才是正常的。很多心脏疾病，像风湿性心脏病、瓣膜钙化性心脏病、高血压性心脏病等，都是这个门出了问题。这时候做心脏彩超就能帮我们找到是哪个瓣膜出了问题。

（4）长期高血压患者要做心脏彩超，检查有无心脏扩大、心肌代偿性肥厚。

（5）心衰患者要做心脏彩超，检查心功能情况。

（6）检查有无心包积液，心包有无钙化，升主动脉，降主动脉情况，上下腔静脉等情况。

（四）如何看懂心脏超声报告单

其实看不懂不足为奇，因为随着社会的分工越来越细，知识体系的专业性也越来越强，隔行如隔山说的就是这个道理。现在把一些彩超报告中出现的常用名词和正常数值加以整理，以方便大家阅读报告和弄清疾病严重与否。（如表5、表6）

表5　部分名称及分级指标

部位	分度	瓣口面积（cm²）
二尖瓣狭窄 （正常值: 4-6cm²）	最轻: ≤2.5	轻度: 2.0 ~ 2.4
	轻-中度: 1.5 ~ 1.9	中度: 1.0 ~ 1.4
	重度: 0.6 ~ 1.0	最重度: <0.5
主动脉瓣狭窄	轻度: 1.6 ~ 1.1	平均压差: 20 ~ 30mmHg
	中度: 1.0 ~ 0.75	平均压差: 30 ~ 40mmHg
	重度: <0.75	平均压差: >40mmHg
肺动脉收缩压	正常: <35mmHg	
	轻度: 35 ~ 45mmHg	
	中度: 45 ~ 55mmHg	
	重度: >55mmHg	
左室功能（LVEF）	正常: > 50%	
	轻度降低: 40% ~ 50%	
	重度降低: <35%	

表6　部位名称及正常指标

部位名称	内径（mm）	部位名称	厚度（mm）
左房（LA）	<34	室间隔厚度（IVS）	<12
左室（LV）	<55	左室后壁（LVPW）	<12
升主动脉（AO）	<35	右室壁	<5
主肺动脉（PA）	<30	左室壁	<9 ~ 12
右房（RA）	<40×35	右室	<25
左室流出道	>20	右室流出道RVOT	18 ~ 35

提供以上这些并不是让大家立马成为医生，可以为自己或者别人看病，而是让你有个大致的概念，能知道自己的严重程度，由于病情的复杂性和特殊性，建议最好还是要结合临床症状，到专业科室就诊，由专业医生做出诊断判断。

第八节　随时倾听我们的"肺腑之言"

一、一般常规检查

肺部检查包含胸部后前位片、CT肺平扫：能够观察肺部、胸膜、纵隔及心脏、大血管病变，发现某些心脏病与肺部疾病。

【检查前注意事项】

※ 体检时婴幼儿、孕妇、备孕者禁做此检查，必要时应做好防护。

※ 去除检查部位衣物包括带有金属物质的内衣和各种物品，如头饰、发夹、耳环、项链、玉佩、钱币、皮带和钥匙等。

※ 除检查者外，其他人员不宜在检查室内停留。

二、常见诊断术语

（一）提示肺门影增大

可能为肺门部的炎症、淋巴结，也可能为结核或其他占位性病变。

▲建议：

结合临床行胸部CT扫描并到专科（呼吸内科或胸外科）进一步诊治。

（二）提示主动脉硬化

主动脉粥样硬化常与高血压、血脂紊乱、糖尿病、肥胖、吸烟、饮酒、运动不足以及年龄等因素密切相关，多见于中老年人。主动脉硬化最主要的后果是可能形成主动脉瘤，还可能同时合并有全身重要脏器（脑、肾）的动脉粥样硬化。

▲建议：

△定期监测血压、血脂、血糖等指标，并使这些指标保持在正常水平，定期检查心、脑、肾等重要脏器的功能。

△调节饮食结构，限制脂类的摄入，清淡饮食，改变不良生活习惯（不吸烟、不喝酒）。

△根据自身情况进行合适的体育活动，肥胖者宜减轻体重。

△无禁忌证者在医生的指导下，长期应用抗血小板凝聚药。

（三）提示肺结核

结核病是由结核杆菌侵入体内引起感染的缓发性慢性传染病，可累及全身多个器官，以肺结核最为常见。此病病理特点是结核结节和干酪样坏死，易形成空洞。

▲建议：

△房间注意通风换气，床单被褥经常放在日光下暴晒消毒。

△进食高营养、高蛋白、高脂肪、高热量、高维生素的饮食。

△注意休息，保证睡眠，劳逸结合。

△保持心情愉快，戒烟限酒。

△在医生的指导下合理用药，同时了解药物对肝肾功能的损害，定期复查肝肾功能。

（四）提示慢性支气管炎

▲建议：

△改善环境，避免吸入烟雾、粉尘、刺激性气体，减少与烟雾、花粉等过敏源的接触。

△戒烟，延缓病情恶化的速度。

△加强体育锻炼，训练腹式呼吸方法；初练时取坐位，放松

肩背，先呼后吸。用口呼气，呼气时轻收腹；用鼻吸气，吸气时胸、腹部放松，让腹部自然隆起。要轻松自如，不可屏气。开始时每次练习3~5分钟，一天内多次练习。熟练后可在站立和卧床时进行，也可在行走中进行，逐渐养成腹式呼吸的习惯。

△加强营养，预防感冒，注意保暖，寒冷季节出门戴口罩。

△保持呼吸道通畅，经常变换体位，促进痰液排出。

△多饮水，促进痰液稀释，积极配合康复治疗。

△在医生的指导下合理用药。

（五）提示肺心病

肺心病即慢性肺源性心脏病的简称，是指肺组织或肺动脉系统的原发病变，使肺动脉压力增高，右心负荷加重而造成右心室肥大，最后引起心功能不全的一种继发性心脏病。

在我国80%~90%以上的肺心病是由气管炎、慢性支气管炎并发肺气肿引起的，其次支气管哮喘、肺结核、支气管扩张、矽肺、结节性肺动脉炎等也可导致肺心病的发生。

▲建议：

△选择适合自己身体状况的方式进行锻炼，如慢跑、简化太极拳、广播体操等。

△应多吃萝卜、梨、枇杷、冬瓜、西瓜等，有助于养肺清痰。

△多喝温开水，有利于痰液稀释，容易咳出，保持呼吸道通畅。

△禁止吸烟，改善环境，消除有害烟雾、粉尘和有害气体对呼吸道的刺激。

△忌食辛辣、发物、肥肉、酒类等刺激性和不易消化的食物。

△保持大便通畅，可吃含膳食纤维高的食物。

△按时休息，慎防劳累过度；保持居室清洁温暖、空气流通。

△注意季节变化，及时添加衣被，预防呼吸道感染。

（六）提示肺癌

▲建议：

△立即到专科（呼吸内科或胸外科）就诊。

△肺部CT扫描、磁共振及PET-CT检查可确定病变范围和病变周围的情况。

（七）肺功能检测的重要性

呼吸系统疾病是危害我国人民健康的常见病和多发病，随着社会老龄化、职业危害的存在、大气污染日益严重以及抗生素广泛应用和滥用，引起肺损害及免疫功能障碍，导致肺疾病发病率不断上升。肺功能测定是一项十分重要的呼吸系统疾病诊治技术，能客观地检测呼吸功能，用于呼吸系统疾病的诊断和鉴别诊断、劳动能力的判定、治疗效果的评定等方面具有重大的临床应用价值。据世界卫生组织估计，慢阻肺每年导致275万人死亡。在我国，慢性呼吸道疾病死亡率在城市居第四位，在农村则为第一位，其中60%是慢阻肺。因此，提倡将肺功能检查纳入体检项目。

【肺功能检测的特点】

※ 肺功能检查是一种物理检查方法，对身体无任何损伤，无痛苦和不适。

※ 肺功能检查具有敏感度高、重复检测方便和病人易于接受等优点。

※ 与X线胸片、CT等检查相比，肺功能检查更侧重于了解肺部的功能性变化，是呼吸系统疾病的重要检查手段。

表7　肺功能检查指标及临床意义

一秒用力呼气量	正常范围： 男： 3.18±0.12L 女： 2.31±0.05L	检查介绍： 一秒用力呼出量为深吸气末，以最快速度用力呼出的气量。	临床意义： 正常者1秒用力呼出量＝用力肺活量。在有气道阻塞时，1秒用力呼出量＜用力肺活量，阻塞性通气障碍时1秒用力呼出量下降、呼出时间延长，限制性通气障碍时则呼出时间提前。用1秒用力呼出量和用力肺活量预计值比值可反映通气障碍的类型和程度
呼气高峰流量（PEFR）	正常范围： 约5.5L/S（升/秒）	检查介绍： 指在测定用力肺活量（FVC）过程中的最大呼气流速	临床意义： 需和其他肺功能检查综合判断
最大中期呼气流速与最大中期流速时间	正常范围： 男： 3.369L/s（升/秒） 女： 2.887L/s（升/秒）	检查介绍： 是测定肺活量的气体用最快速呼出的能力，在临床上最常使用，也是敏感简便的最佳通气指标	临床意义： 将其所用时间称最大中期流速时间，正常人0.5秒左右。MMFR意义与（FEV1.0%）相同但更敏感、准确。"MET"优越性在于不受性别、年龄、身高等影响。延长（超过0.5秒）程度标志阻塞性通气障碍严重程度，如肺气肿
用力肺活量（FVC）	正常范围： 男： 3.179+0.117L 女： 2.314+0.048L	检查介绍： 用力肺活量（FVC）：也称时间肺活量。该指标是指将测定肺活量的气体用最快速呼出的能力	临床意义： 实际上常用第1秒肺活量占整个肺活量百分比表示，称1秒率。正常人大于80%，低于80%表明气道阻塞性通气障碍的存在，如哮喘。医学上还用低于80%及60%判评支气管哮喘发病的轻重程度
每分钟最大通气量（MVV）	正常范围： 男： 104+2.71L 女： 82.5+2.17L	检查介绍： 每分钟最大通气量（MVV）：受检查者按每秒一次，以最大最快速度呼吸12次气量再乘以5测得	临床意义： 是通气储备能力试验。用以衡量胸廓肺组织弹性、气道阻力、呼吸肌力量。医学上多用实测值与理论预计值的比例来表示其大小。正常大于80%，低于60%为异常-通气储备能力降低

续表7

		检查介绍:	
每分钟肺泡通气量（VA）	正常范围：4.2L左右	每分钟肺泡通气量才是有效通气量。由潮气量（VT）减去生理死腔量（VD），再乘以呼吸频率	临床意义：需和其他肺功能检查指标综合判断
每分钟静息通气量（VE）	正常范围：男：6.663+0.2L女：4.217+0.16L	检查介绍：每分钟静息通气量（VE）：VE为潮气量（VT）与呼吸频率（每分钟呼吸次数）的乘积	临床意义：低于3L表示通气不足，高于10L为通气过度。应当指出，此项数值正常并不等于呼吸功能正常
肺泡—动脉氧分压差	正常范围：吸空气时为20mmHg；吸纯氧时低于70mmHg；儿童为5mmHg（0.66 kPa）；正常青年人平均为8mmHg（1.06 kPa）；60～80岁可达24mmHg（3.2 kPa）；一般不超过30mmHg。	检查介绍：肺泡–动脉氧分压差（A–aDO₂）为肺泡氧分压和动脉血氧分压之间的差值。此值可作为临床判断肺换气功能	临床意义：显著增大表示肺的氧合功能障碍。同时，氧分压明显减低，常低于60mmHg，一般由肺内短路所致，如肺不张和成人型呼吸窘迫综合征，吸纯氧不能纠正。中度增加的低氧血症，一般吸入纯氧可望获得纠正，如慢性阻塞性肺部疾病。由于通气不足造成的低氧血症，若肺泡-动脉氧分压差正常，则提示基础病因多半不在肺，很可能为中枢神经系统或神经-肌肉病变引起的肺泡通气不足
氧分压（PO₂）	正常范围：10.6～13.6 kPa（80～100mmHg）	检查介绍：氧分压是表示溶解在血中的氧分子所产生的压力。因氧分压与细胞利用氧的情况有关	临床意义：减低：见于各种肺部疾病。血液中氧分压低于55mmHg即有呼吸衰竭；低于30mmHg以下即有生命危险
氧饱和度（SaO₂）	正常范围：91.9%～99%	检查介绍：指血红蛋白被氧饱和的百分比	临床意义：增高：见于高压氧治疗。减低：见于肺气肿等缺氧性肺疾病、循环性缺氧、组织性缺氧

续表7

二氧化碳总量（TCO₂）	正常范围：24~32mmol/L	检查介绍：二氧化碳总量是指血浆中所有以各种形式存在的二氧化碳（CO₂）的总含量，其中大部分（95%）是以结合形式的	临床意义：增高：①呼吸性酸中毒（肺气肿、肺纤维化、呼吸肌麻痹、支气管扩张、气胸、呼吸道阻塞）。②代谢性碱中毒（呕吐、肾上腺皮质功能亢进、缺钾及服碱性药物过多）。降低：①代谢性酸中毒（尿毒症、休克、糖尿病性酮症酸中毒、严重腹泻及脱水）。②呼吸性碱中毒（呼吸中枢兴奋及呼吸加快等）
补吸气量（IRV）	正常范围：男：2.16L女：1.50L	检查介绍：补吸气为平静吸气末再用力吸气所吸入的气量	临床意义：补吸气量是肺活量的主要组成部分，需和其他肺功能检查综合判断。医学上以肺活量实际测定值占理论预计值百分比表示，低于80%为异常。患有胸畸形、胸肺扩张受限、气道阻塞、肺损伤、慢性气管炎、肺气肿、肺炎等疾病时，肺活量均降低。如肺活量、肺总量同时降低，多表示通气量减少。健康人随年龄增加肺泡老化，因弹性减退而扩张，残气、功能残气量相应增加。如两者同时异常增加则表示气道阻塞性通气不良，如慢性阻塞性肺气肿
功能残气量（FRC）	正常范围：男：2.27±0.81L女：1.86±0.55L	检查介绍：残气量为深呼气后残留在肺内的气量	临床意义：减少：肺纤维化，肺切除后等
通气/血流（V/Q）比例测定	正常范围：通气/血流=4/5（0.8）	检查介绍：全肺肺泡通气量与流经全肺血量的比例称通气、血流比例	临床意义：升高或降低均是导致机体缺氧、动脉血氧分压下降的主要原因。V/Q小于0.8表明通气量显著减少，见于慢性气管炎、阻塞性肺气肿，肺水肿等病。V/Q大于0.8表明肺血流量明显减少，见于肺动脉梗塞，右心衰竭等疾病
肺活量vc	正常范围：男：3.47L女：2.44L	检查介绍：肺活量为深吸气末尽力呼出的气量	临床意义：减少：各种肺实质病变，肺气肿，胸膜病变，胸廓畸形，呼吸肌无力或麻痹等。注意：肺活量受年龄、性别、身长、体表面积等的影响，故应以预计值百分率作为指标来判断。正常人群为100±20%，<80%为减少

第九节　呼出气一氧化氮检测（FeNO）

呼出气一氧化氮（FeNO）：由气道细胞产生，其浓度与炎症细胞数目高度相关联，作为气道炎症生物标志物。目前可通过口呼气一氧化氮测试和鼻呼气一氧化氮测试两种测试确定呼出气一氧化氮浓度。呼出气一氧化氮的测定广泛应用于呼吸道疾病的诊断与监控中。

多数气道炎症患者为嗜酸性粒细胞炎症，而FeNO检测则可以帮助医生准确判断与嗜酸性粒细胞有关的气道炎症，排除其他方面的气道炎症。

因此，对于临床医生来说：一氧化氮检测主要用于鉴别气道炎症的类型，辅助判断是用抗生素还是激素治疗，同时可以用于评估治疗效果。

【主要检查意义】

※ 早期诊断：预测早于肺功能变化与疾病发生的气道炎症，降低发病率。

※ 炎症分型：鉴别诊断嗜酸性与非嗜酸性粒细胞气道炎症，降低误诊率。

※ 指导用药：指导糖皮质激素与非糖皮质激素药物的使用，降低误治率。

※ 监测预后：指导药物增减与停用，预测复发与急性加重，降低住院率。

【报告解读】

表8　基于FeNO临床指南及相关文献对粉尘职业健康体检的推荐

FeNO	<5ppb	遗传或心血管问题	不宜从事粉尘作业
	5 ~ 25 ppb	呼吸健康	
	25 ~ 50 ppb	轻度气道炎症	过敏或易感体质，>38ppb提示尘肺风险，不宜粉尘作业
	>50 ppb	重度气道炎症	哮喘、支气管炎与尘肺风险

（1）检测结果<25ppb呼吸健康：提示无气道炎症风险或不是嗜酸性粒细胞炎症。

（2）检测结果25~50ppb轻度气道炎症：表示过敏或易感体质，提示过敏性鼻炎、尘肺风险，不宜粉尘作业。提示潜在哮喘发作风险，应避免接触粉尘、花粉等过敏原，加强锻炼，增强免疫。如有哮喘病史，谨防复发。提示为嗜酸性粒细胞炎症中度水平，建议及时就医。

（3）检测结果>50ppb重度气道炎症（哮喘、支气管炎与尘肺）风险，建议尽快就医，如是已确诊的哮喘患者，应常备哮喘激素喷雾药物，谨防哮喘复发。提示为嗜酸性粒细胞炎症活跃期，且对激素治疗反应性好。

第十节　颈肩腰腿问题，我们心中一直的痛

颈椎正侧位片：查颈椎的骨质变化及其生理曲度，发现颈椎疾病。

腰椎正侧位片：查腰椎骨质与椎间盘的情况，发现腰椎疾病。

【常见问题】

（一）颈椎骨质增生

颈椎骨质增生是颈椎的退行性病变，多发生于中老年时期或长期伏案工作者。颈椎骨质增生可使椎间孔的形状改变（缩小），引起神经根性疼痛；有的可伴有颈椎间盘突出。

▲建议：

△长期伏案工作时要间隔休息，适当活动颈部。

△平时注意补钙，进行适量的户外活动。

△睡觉时枕头不宜过高。

△症状明显时可去医院，在医生的指导下进行牵引、推拿、按摩或热疗。

△必要时结合临床行CT或MRI检查排除颈椎间盘突出症。

（二）颈椎病

颈椎病是颈椎间盘退行性病变后，椎体间松动，椎体缘产生骨赘（骨刺或骨嵴）或椎间盘破裂突出等压迫神经根、脊髓或椎动脉而引起的各种症状（如颈肩痛向前臂和手部放射，颈椎活动受限，手部动作笨拙、细小动作失灵，步态不稳、易跌倒，甚至出现头痛、头晕和吞咽困难等）。椎间盘退行性病变与年龄、劳损、外伤以及生活习惯等有一定关系。

▲建议：

> △纠正不良姿势，长期伏案时要间隔休息，适当活动颈部；睡觉时枕头不宜过高；进行适量的户外活动。
>
> △注意维生素和钙的补充，多吃富含钙质的蔬果（如绿豆芽、黄豆芽、各种绿叶蔬菜、杏仁、瓜子、核桃和多种干鲜果，尤其海带宜多吃）和含钙多的动物性食品（如乳类、骨粉、贝壳类和禽蛋等）。
>
> △症状明显时，在医生的指导下可行牵引、推拿、按摩或热疗等综合治疗。
>
> △必要时行CT或MRI检查。

（三）腰椎骨质增生

腰椎骨质增生是腰椎的退行性病变，中老年较多见。X线表现为椎体前缘形成水平方向的骨刺酷似鸟嘴状或嘴唇样，故又称唇样变；后方可有椎板增厚、椎弓根增宽以及关节突的增生肥大，使椎间孔缩小，压迫神经根引起根性疼痛。腰椎骨质增生可伴有或不伴有腰椎间盘突出。

▲建议：

> △进行适当的体育活动，锻炼腰部的肌肉。
>
> △症状明显时可行理疗或热疗。
>
> △必要时行CT检查或MRI检查排除腰椎间盘突出症。

（四）腰椎骨质疏松

腰椎骨质疏松是骨钙量减少、骨组织破坏、骨质脆性增加和易于骨折的全身性骨代谢疾病。骨质疏松常见于中老年人，绝经后女性多见，与遗传因素、钙摄入不足、缺少运动等与骨钙含量密切相关。大多数患者无不适症状，但严重者可表现为骨痛、脆性骨折。

▲建议：

△多食乳制品、适度晒太阳、运动是预防骨质疏松的三个重要手段。

△老年人要预防脆性骨折，结合临床专科随访。

△已诊断为骨质疏松者可适度服用钙剂和维生素D_3治疗。

（五）腰椎间盘突出

腰椎间盘突出症是指由于腰椎间盘变性、纤维环破裂、髓核组织突出刺激和压迫马尾神经造成神经根所引起的一种综合征，是腰腿痛最常见的原因之一。

▲建议：

△有脊髓受压的患者，应戴腰围3～6个月，直至神经压迫症状解除。

△需要药物治疗的患者应遵医嘱服用，密切注意自己用药后的情况，如有任何不适，及时向医生反馈。

△采取正确的坐、卧、立、行和劳动姿势，以减少急慢性损伤发生的机会。

（1）卧硬板床侧卧位时屈髋屈膝，两腿分开，上腿下垫枕，避免脊柱弯曲的蜷缩姿势，仰卧位时可在膝、腿下垫枕，避免头前倾、胸凹陷的不良姿势，俯卧位时可在腹部及腰部垫薄枕，以使脊柱肌肉放松。

（2）保持正确的姿势，行走时抬头、挺胸、收腹，腹肌有助于支持腰部。坐时最好选择高度合适，有扶手的靠背椅，注意身体与桌子的距离适当。坐位时使膝关节与髋部保持在同一水平，身体靠向椅背，并在腰部垫靠垫。站立时尽量使腰部平坦伸直，收腹、提臀。

（3）经常变换体位避免长时间用同一姿势站立或坐位。站立一段时间后，将一只脚放在脚蹬上，双手放在身前，身体稍前倾。长时间伏案工作者，应积极参加工间操活动，以避免慢性肌肉劳损。勿长时间穿高跟鞋站立或行走。

（4）正确应用人体力学原理，节省体力，避免损伤，如站位举起重物时，应高于肘部，避免膝、髋关节过伸。蹲位举重物时，背部应伸直勿弯。搬运重物时，宁推勿拉。搬抬重物时，应将髋膝弯曲下蹲，腰背伸直，主要应用股四头肌力量，用力抬起重物再行走，避免采取不舒适的或紧张的体位姿势。

（5）采取保护措施：腰部劳动强度大的人群、应佩戴有保护作用的宽腰带。参加剧烈运动时，应注意运动前的准备活动和运动中的保护措施，切忌活动突起突止，应循序渐进。

（6）积极参加适当体育锻炼，尤其是注意腰背肌的功能锻炼，以增加脊柱的稳定性。活动时避免腰背部过伸或做一些引起腰痛的活动，如直腿抬高和弯腰等动作。

（六）沉默的杀手——骨质缺钙

骨质缺钙检测方法：目前骨密度检测方法包括双能X线吸收测定法和定量超声骨密度检测法。

表9　骨密度检测方法

	双能X线吸收测定法	定量超声骨密度检测法
同	用于骨密度量的检测	
异	是诊断骨质疏松的金标准，图像清晰灵敏，但存在放射性、价格昂贵等局限性，不适用于大规模人群的筛查	无射线辐射，经济，方便，操作简单，精准性高，在健康体检中较受欢迎

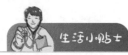

骨质缺钙防治：

Δ增加钙的摄入，多吃含钙量高和蛋白质丰富的食物，如奶制品、豆制品、海产品等，必要时可按需服用钙片。

Δ补充充足的维生素，多吃蔬菜、水果等。

Δ健康饮食：少吃甜食和肥肉，不宜吃得过咸，少喝咖啡、浓茶，不饮酒和吸烟。

Δ养成积极的生活方式：坚持适当的运动，如有氧运动、肌肉训练、平衡和灵活性训练等，骨质疏松和骨折病人应当在医生的指导下进行锻炼。

Δ规律的日照：每天半小时左右，接受温和的阳光直射（避免暴晒）。

【温馨提示】

※ 当已经诊断骨质疏松时，应及时就医。

第十一节　女性的小秘密，想说爱你不容易

近年来，随着经济社会的快速发展，女性在社会中的地位和享有的权利已有很大的提升。然而，在社会角色不断丰富的同时，生活和工作的双重压力却让很多女性遭受着乳腺、宫颈和卵巢等疾病的困扰，女性的健康状况变得越来越严峻。现在让我们一起关爱女性健康，认识一下女性常见问题及简单的原因分析。

一、乳腺增生

乳腺增生性疾病是女性常见病之一，多见于中青年妇女，特别是育龄期妇女，是由于内分泌失调、雌激素分泌过多或孕激素相对减少时，刺激乳腺实质和末梢导管增生所致，就其本质来说，既非炎症，又非肿瘤，而是生理性增生与复旧不全造成的乳腺正常结构的紊乱，具有疼痛、触痛、结节三大主要特征。疼痛与月经周期有关，往往在月经前加重，月经来潮后疼痛感减轻或消失，肿块可发生于一侧或双侧乳房，好发于乳房外上象限。

生活小贴士

△保持良好的心态及健康的生活方式：学会自我调节情绪，保持开朗、乐观的生活态度，避免精神刺激，消除恐惧及紧张心理，减轻心理压力，处理好家庭、工作、学习的关系，保持起居有规律，做到劳逸结合，适当增加体育锻炼，注意乳房保健，佩戴合适的乳罩以托起乳房，减少坠痛。

Δ合理饮食：有文献报道，长期大量高脂肪饮食、喜食甜食等容易引起女性内分泌失调，从而导致乳腺疾病，所以应调整饮食结构，多吃新鲜的蔬菜及水果、蘑菇、蛋类、瘦肉、鱼类、海带、紫菜、豆制品及糙米、杂粮、全麦面等，少吃高脂肪、高糖、低纤维的食物及熏制、腌制、炙烤品，不吸烟，少喝酒，饮水要充足。

Δ避免易患因素：月经不调者要及时到医院治疗，月经初潮来临前，应避免不必要的放射线照射，青年女性乳腺对射线相当敏感，尽量减少不必要的放射性检查，避免多次人工流产，防止内分泌功能失调，避免滥用雌激素类的保健品及含有雌激素的化妆品，更年期妇女避免长期过量使用雌激素，肥胖者要适当节制饮食，控制体重增加，以减少乳腺增生的因素。

Δ自我检查乳腺的方法：乳腺自我检查是自我了解乳房健康情况、早期发现乳腺疾病最有效的方法。应定期自查，有乳腺增生的女性每月进行一次自查。自查最好在每次月经刚结束时进行，此时乳房最不丰盈，有利于发现问题。

Δ自查方法：脱去上衣，直立于镜前，观察双乳是否对称，有无皮肤内陷，乳头、乳晕、皮肤结构有无异常等。然后，平卧，置检查侧上肢于头后，对侧手指并拢，用手指掌面而不是指尖做扪诊，不要用手指捏乳房组织，否则会将捏到的腺组织误认为肿块。应循序对乳房外上（包括腋尾部）、外下、内下、内上各象限及中央区进行触诊，最后检查两侧腋窝，如发现乳房肿块、明显的疼痛、乳头内陷、乳头溢液、淋巴结肿大及其他异常感觉，应及时到医院诊治。

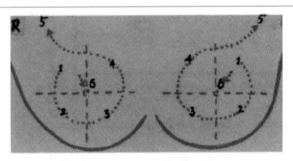

▲ 图3　乳房自检各部位的顺序示意图

　　△定期到医院检查：对于诊断为乳腺增生的女性，应在治疗后3～6个月到医院复查，并建议40岁以下的妇女每年至少检查两次，40岁以上的妇女每年至少检查2～4次，特别是对高危人群即有乳腺癌家族史者、绝经期前后的女性、40岁以上未婚、未育、未哺乳及长期大量使用雌激素的女性应增加检查次数，以便早期发现、早期诊断、早期治疗。

二、乳腺癌

　　乳腺癌是女性最常见的恶性肿瘤之一，在我国占全身各种恶性肿瘤的7%～10%，且呈逐年上升趋势，发病率仅次于宫颈癌。部分大城市报告乳腺癌占女性恶性肿瘤之首位。其病因尚不清楚，乳腺是多种内分泌激素的靶器官，如雌激素、孕激素及泌乳素等，其中雌酮及雌二醇与乳腺癌的发病有直接关系。20岁以前少见、20岁以后发病率逐渐上升，45～50岁较高，尤其以更年期和绝经期前后的妇女多见。另外，营养过剩、肥胖、高脂肪饮食，可增加或延长雌激素对乳腺上皮细胞的刺激，从而增加发病机会。遗传因素、环境因素及生活方式与乳腺癌的发病也有一定关系。

主要临床表现为：

①乳房肿块：早期表现为无痛、单发、质硬、表面不光滑、与周围组织分界不清、不易推动，常于洗澡、更衣或查体时发现。

②皮肤改变：癌肿块侵犯Cooper韧带，可使韧带收缩而失去弹性，导致皮肤凹陷，即所谓"酒窝征"；癌细胞阻塞皮下、皮内淋巴管，可引起局部淋巴水肿，皮肤呈"橘皮样"改变。晚期时癌细胞侵入皮肤，可出现多个坚硬小结节，形成"卫星结节"；癌细胞侵入背部、对侧胸壁，可限制呼吸，称"铠甲胸"；有时皮肤破溃形成溃疡呈"菜花状"。

③乳头改变：邻近乳头或乳晕的癌肿，可侵入乳管使之缩短，把乳头牵向癌肿一侧，进而导致乳头扁平、回缩、凹陷；若外上象限癌肿可使乳头抬高；乳头深部癌肿侵入乳管使乳头凹陷、两侧乳头不对称等。

④区域淋巴结肿大：常为患侧腋窝淋巴结肿大，淋巴结先为散在、数目少、质硬、无痛、可被推动；以后数目增多，并融合成团，甚至与皮肤或深部组织粘连。大量癌细胞堵塞腋窝淋巴管可致上肢淋巴水肿。晚期锁骨上淋巴结增大、变硬。少数对侧腋窝淋巴转移。

⑤全身症状：早期一般无全身症状，晚期患者可有恶性肿瘤转移表现，如肺转移时出现胸痛、咳嗽、咯血、气急；骨转移时出现腰背痛、病理性骨折（椎体、骨盆、股骨）；肝转移时出现肝肿大、黄疸等。

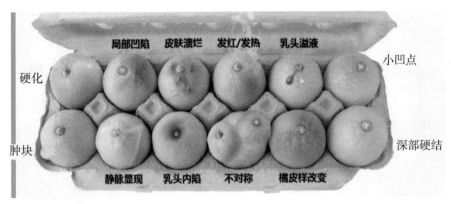

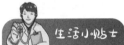

　　△合理饮食方面：多摄取含丰富纤维素的食物，如蔬菜、水果、谷类，应减少摄入动物性脂肪，肥胖和体重的增加都可能导致乳腺癌发生，减少身体中可能导致乳癌的雌激素。

　　（1）宜多吃具有抗乳腺癌作用的食物，如西兰花、三文鱼、橄榄油、欧芹、李子、桃子、核桃。

　　（2）宜多吃具有增强免疫力、防止复发的食物，包括桑葚、猕猴桃、芦笋、南瓜、薏米、山药、香菇、虾皮。

　　（3）胀痛、乳头回缩宜吃茴香、葱花、海龙、橘饼、柚子。

　　（4）忌烟、酒、咖啡、可可。

　　（5）忌辣椒、姜、桂皮等辛辣刺激性食物。

　　（6）忌肥腻、油煎、霉变、腌制食物。

　　△养成运动好习惯：经常运动的女性，患乳腺癌的概率比不运动的女性低30%。多做运动不仅有益身体健康，还能预防乳腺癌的发生。

　　△定期做乳房检查：

　　（1）年龄在20～40岁的女性，应每月例假过后一周内做一次乳房自检；每隔两年，由专业医师做一次临床检查或乳房摄影术。

　　（2）年龄在40～49岁的女性，除每月定期做乳房自检外，每年做两次专业性的乳房检查比较好。

　　（3）年龄在50岁以上的女性，每月应定期做乳房自检，且每年须做一次临床乳房检查和乳腺放射性检查。

　　（4）调整好生活状态，积极参加社交活动，避免和减少精神、心理紧张因素，保持心情舒畅。建议多了解一些乳腺疾病的科普知识，掌握乳腺自我检查方法，养成定期乳腺自查习惯，积极参加乳腺癌筛查，防患于未然。

三、为何要做妇科检查

【妇科体格检查】

　　妇科检查包括妇科常规检查和相关辅助检查，常规检查包括对外阴、阴道、宫颈、子宫的大小、形态、位置以及输卵管、卵巢的检查；相关辅助检查包括白带常规、宫颈刮片、阴道超声、阴道镜检查等。

【为什么要做宫颈癌筛查】

1.宫颈癌严重威胁女性健康

1	每年新发病例15万，占世界宫颈癌新发病例总数的25%，平均每年以8.7%的速度增长
2	每年死亡人数3万，占世界12%
3	趋于年轻化（小于35岁人群中，20世纪80年代占4.8%；2000年占34.1%）
4	筛查率低〔农村：16.9%，城市：29.1%（2010年）；发达国家筛查率已达到80%以上〕

近30年来宫颈癌发病率降低了50%以上

2.宫颈癌及宫颈癌前病变的定义

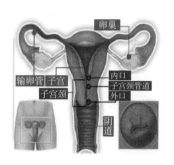

宫颈癌：

发生在宫颈阴道部及宫颈管的恶性肿瘤

宫颈癌前病变：

宫颈上皮细胞不同程度的异性及不典型增生

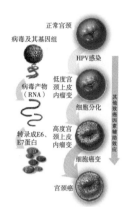

图示HPV感染致癌过程

3.宫颈鳞癌的发生大多与高危人乳头瘤病毒（HPV）感染持续存在有关，早期发现HPV感染可提早干预癌前病变，避免宫颈癌发生

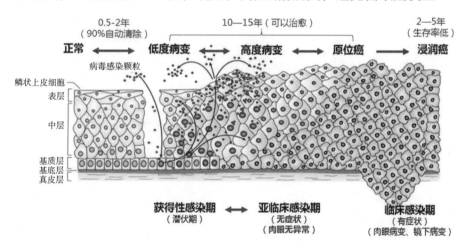

【检查项目】

▲外阴部检查

正常外阴阴毛呈尖端向下倒三角形分布，大阴唇色素沉着，小阴唇微红，会阴部无溃疡、皮炎、赘生物及色素减退，阴蒂长度＜

2.5cm，尿道口周围黏膜呈淡粉色，无赘生物。已婚女性处女膜有陈旧性裂痕，产妇处女膜及会阴处均有陈旧性裂痕或会阴部可有侧切痕迹。检查时医生会嘱咐受检者向下屏气，观察有无阴道前后壁膨出、子宫脱垂或尿失禁等。

▲阴道检查

阴道壁黏膜色泽淡粉有皱襞，无溃疡、赘生物、囊肿、阴道隔及双阴道等先天畸形。正常阴道分泌物呈蛋清样或白色糊状，无腥臭味，量少，但于排卵期及妊娠期增多。如有异常，受检者会出现相应临床症状，即局部瘙痒、烧灼感等，医生会详细记录，并予以化验。

▲宫颈检查

正常宫颈周边隆起，中间有孔。未生育者呈圆形，已生育者呈"一"字形，质韧，肉红色，表面光滑。如检查时正常，指的是光滑、质中、无触痛等。如发现柱状上皮异位，必要时会描述柱状上皮异位分度（Ⅰ、Ⅱ、Ⅲ型），如发现宫颈赘生物，则会描述赘生物的大小、位置等。

▲子宫及附件检查

正常子宫呈倒梨形，长7～8cm、宽4～5cm、厚2～3cm，多数呈前倾前屈位，质地中等，活动度好。卵巢及输卵管合称"附件"。正常卵巢大小约3cm×2cm×1cm，可活动，多不可触及，偶有触及略有酸胀感。正常输卵管不能触及。若为"中位"或"后位"子宫，临床无明显症状，亦无大碍。

【辅助检查】

▲白带常规的检查

①阴道内分泌物呈弱酸性，可防止致病菌在阴道内繁殖，这是阴道的自净作用。化验时常用pH值来表示酸碱度，正常时pH值为4.5，患有滴虫性阴道炎或细菌性阴道病时白带的pH值上升，可大于5~6。

②阴道清洁度可分为4级：阴道清洁度判断标准：Ⅰ~Ⅱ为正常，Ⅲ~Ⅳ为异常，可能为阴道炎，同时常可发现病原菌、真菌、阴道滴虫等，做清洁度检查时应同时做滴虫、真菌检查。

③白带经过处理后在显微镜下可以根据其形态发现有无滴虫或霉菌，如存在滴虫或霉菌不论其数量多寡均用"+"来表示，"+"这一符号只说明该女性感染了滴虫或霉菌，并不说明其感染的严重程度。

④线索细胞：线索细胞是指细菌性阴道病患者有许多杆菌凝聚在阴道上皮细胞边缘，在悬滴涂片中见到阴道上皮细胞边缘呈颗粒状或点状致使模糊不清者即为线索细胞，它是细菌性阴道病的最敏感最特异的特征，临床医生根据胺试验阳性及有线索细胞即可做出细菌性阴道病的诊断。

▲宫颈刮片检查

宫颈细胞学检查是目前广泛筛查子宫颈癌最简便有效的诊断方法。宫颈细胞学检查以往采用巴氏涂片法，目前多采用液基细胞涂片法（TCT）。女性在月经干净3天后进行检查。在检查前3天不可以有性生活和阴道放药、阴道冲洗。用阴道窥器暴露好宫颈后，用专门的宫颈取材刷刷取宫颈脱落细胞，然后放到专用保存液中进行送检，能够较早地发现宫颈的恶性病变及癌前病变（有性生活的女性建议每年做一次TCT检查），TCT检查只是宫颈癌筛查的一项，发现宫颈癌的阳性率在70%左右，如果是经TCT检查，女性宫颈患有低度病变及以上情况，需要在阴道镜下取病理活检，能够准确发现宫颈恶变情况，以便尽早采用手术治疗。

▲HPV检查

HPV是人乳头瘤病毒的缩写，研究证明高危型的人乳头瘤病毒是引发宫颈癌的主要原因（必要条件但非充分条件）。在我国每年新增宫颈癌患者13万多人，而且发病呈年轻化趋势。人乳头瘤病毒检查，可有效预测并降低患宫颈癌的风险。

HPV取样是用专用的宫颈取材刷，刷取宫颈管内的上皮细胞，放入保存液中送到化验室进行检测。此操作简单方便，便于在健康体检、临床及对高危人群大范围推广。HPV检测可单独使用或与细胞学检查方法联合使用，对子宫颈癌的初筛，更能有效减少细胞学检查假阴性结果。

▲阴道B超检查

阴道B超能发现子宫肌瘤、子宫内膜癌、卵巢肿瘤、输卵管积水等，同时对宫外孕、早孕、盆腔肿块、炎症等都有诊断价值。

▲阴道镜检查

可对经过宫颈TCT和HPV检查的妇女做进一步深入检查。

▎ 【注意事项】

※ 女性检查时应避开月经期，避免经期采样影响检测结果。

※ 检查前三天不可同房，阴道不要用药或冲洗。

※ 检查当天请勿穿连裤袜，以免穿脱不便。

※ 未婚女性不能做阴道检查。

※ 选择做阴道超声检查的女性，一定要先做妇科检查再做阴道超声检查，以免影响检查结果。

四、女性常见妇科小问题

（一）白带异常

白带异常是妇科疾病中最常见的症状，指女性阴道分泌物的异常。白带是由宫颈腺体、子宫内膜、前庭大腺分泌物及阴道黏膜的渗出物组成的，正常白带呈稀糊状，透明或白色，无气味，pH≤4.5，其量及性状随月经周期稍有变化。当白带的色、质、量等方面发生异常改变时，称为白带异常。白带异常是女性生殖系统炎症、肿瘤疾病的主要病征之一，且不同的疾病会引起不同的异常白带表现。

指标分析化验时常用pH值来表示酸碱度，检测值对诊断有一定价值。正常阴道排液的pH值为4.5，滴虫及细菌性阴道病排液的pH值上升。体检报告中的"+"和"−"是代表着"阳性"和"阴性"。如若观察到了滴虫或霉菌，不论其数量多少均用"+"来表示。但"+"只说明感染了滴虫或霉菌，并不说明其感染的严重程度。清洁度则会用Ⅰ、Ⅱ、Ⅲ、Ⅳ来表示。Ⅰ～Ⅱ度属于正常，Ⅲ～Ⅳ度为异常，表示有阴道炎症。

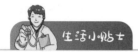

△每年至少做一次全面的妇科体检。无论出现何种情况的白带异常或其他不适，都应立即去医院诊治。

△尽量少穿紧身裤，少用或者勤更换卫生护垫。

△每天晚上要用清水洗净外阴，更换内裤。

△最好不要用各种药液清洗阴道，以免破坏阴道的内环境，导致阴道炎。

△一定要在医生指导下用药，否则可能加重病情。

△要经常锻炼身体，增强体质。

△保证充足的睡眠，多食富含维生素的食品。

△学会调节自己的情绪，心情愉快时免疫力会增强。

（二）宫颈刮片结果解读（TCT）

宫颈刮片具有敏感性低、特异性高的特点。宫颈刮片主要目的是为了筛查宫颈癌及癌前病变。目前主要是液基细胞学的检查TCT（TCT是一种宫颈液基细胞学检查的简称），是采用液基薄层细胞检测系统来检测宫颈脱落细胞并进行细胞学分类诊断，宫颈液基细胞学检查对宫颈癌细胞的检出率较高，同时还能发现癌前病变、部分致病微生物（如霉菌、滴虫、病毒、衣原体等）。

结果解读：

（1）未见上皮内病变细胞和恶性细胞。

（2）上皮细胞异常：①鳞状上皮细胞异常；②腺上皮细胞改变；③原发于子宫颈和子宫体的不常见肿瘤及转移癌。

建议：21岁以上有性生活史的女性定期进行TCT检查，并结合HPV检测定期复查。

（三）人乳头瘤病毒检查（HPV）

高危HPV持续感染能够引起子宫颈上皮内病变及子宫颈癌的发生，因此HPV感染早期发现、准确分型和病毒定量对于子宫颈癌的防治具有重要意义。HPV检查具有敏感性高、特异性低的特点。

筛查要点：

（1）有性生活史的女性于21岁开始筛查。

（2）细胞学和高危型HPV检测均为阴性者，发病风险低，筛查间隔为3～5年。

（3）细胞学阴性而高危型HPV阳性者发病风险高，可每年复查。

（4）65岁以上女性，若过去20年有完善的阴性筛查结果，无高级别病变病史，可终止筛查。

（5）任何年龄女性，若因良性疾病已行全子宫切除，并无高级别宫颈病变史，也可终止筛查。

HPV结果分阴性或阳性，HPV按疾病风险程度分为高危型和低危型。

低危型HPV包括HPV6、11、42、43、44等型别，主要与轻度鳞状上皮内病变和泌尿生殖系统疣、复发性呼吸道息肉相关。

高危型HPV包括HPV16、18、31、33、35、39、45、51、52、56、58、59、66、68等型别，与癌及癌前病变相关。子宫颈鳞癌中HPV16感染率为56%，子宫颈腺癌中HPV18感染率约为56%。

（四）滴虫阴道炎

传播方式：以性接触为主要传播方式，也可间接传播。

临床表现：稀薄的泡沫状阴道分泌物增多及外阴瘙痒。分泌物可呈脓性、黄绿色，有臭味。

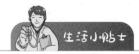

　　△指导自我护理，注意个人卫生：保持外阴部清洁、干燥，尽量避免搔抓外阴部致皮肤破损。治疗期间禁止性生活，勤换内裤。内裤、坐浴及洗涤用物应煮沸消毒5～10min以消灭病原体，避免交叉和重复感染的机会。

　　△指导正确阴道用药：告知各种剂型的阴道用药方法，药液冲洗阴道后再塞药的原则。在月经期间暂停坐浴、阴道冲洗及阴道用药。

　　△坚持治疗的重要性：治疗后检查滴虫呈阴性时，仍应于下次月经后继续治疗一疗程，以巩固疗效。性伴侣需要同时治疗，治愈前应避免无保护的性行为。

（五）霉菌性阴道炎

　　主要表现：外阴瘙痒、灼痛、性交痛以及尿痛，阴道分泌物增多。尿痛特点是排尿时尿液刺激水肿的外阴所致。阴道分泌物的特征为白色稠厚呈凝乳或豆腐渣样。妇科检查可见外阴红斑、水肿，常伴有皮肤抓痕，严重者可见皮肤皲裂、表皮脱落。阴道黏膜红肿，小阴唇内侧及阴道黏膜附有白色膜状物，擦除后露出红肿黏膜面，急性期还可见到糜烂及浅表溃疡。

△培养健康的卫生习惯，保持局部清洁，避免交叉感染。勤换内裤，用过的内裤、盆及毛巾，均应用开水烫洗或煮沸。

△可用2%～4%碳酸氢钠液坐浴或阴道冲洗后用药！

△性伴侣需要每天清洗生殖器，如包皮过长者建议择期手术。

△治疗7～14天，建议复查。

（六）萎缩性阴道炎

常见于自然绝经及卵巢早衰或双侧卵巢切除术后妇女。主要症状为外阴灼热不适、瘙痒及阴道分泌物稀薄，呈淡黄色，感染严重者呈脓血性，可伴有性交痛。妇科检查可见阴道呈萎缩性改变，上皮皱襞消失、萎缩、菲薄。阴道黏膜充血，常伴有散在小出血点或点状出血斑，有时见浅表溃疡。溃疡面可与对侧粘连，严重时造成狭窄甚至闭锁，炎症分泌物引流不畅形成阴道积脓或宫腔积脓。

△注意保持会阴部清洁，勤换内裤，出现症状应及时就医，诊断并治疗。

△补充雌激素：可局部涂抹雌三醇软膏或口服雌激素类药物。

△抑制细菌生长：阴道局部使用抗生素，阴道局部干涩明显者可应用润滑剂。

（七）子宫颈癌

子宫颈癌是最常见的妇科恶性肿瘤之一，原位癌的高发年龄为

30～35岁，浸润癌为50～55岁，严重威胁妇女的生命。早婚、早育、多产以及有性乱史者宫颈癌的发病率明显增高。高危型人乳头瘤病毒感染是宫颈癌的主要危险因素。

【症状】

1.阴道流血

当癌肿侵及间质内血管时出现流血，出血量与病灶大小、侵及间质内血管情况有关。早期表现为性生活后有少量出血，以后可有月经间期或绝经后少量断续不规则出血，晚期出血量较多，而且侵蚀较大血管可能引起致命性大出血。

2.阴道排液多

多数出现白色或血性、稀薄如水样或米泔样排液，伴有腥臭味。晚期癌组织坏死继发感染时则出现大量脓性或米汤样恶臭白带。

3.疼痛为晚期症状，表示宫颈旁已有明显浸润

由于病变累及盆壁、闭孔神经、腰骶神经等，可出现严重持续性腰骶部或坐骨神经痛。当盆腔病变广泛时，可因静脉和淋巴回流受阻，导致下肢肿痛、输尿管狭窄、梗阻、肾盂积水等。

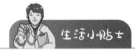

△晚婚、晚育。

△定期进行妇科检查，一般妇女每年普查一次，尤其是45岁以上的女性每年应做一次妇科检查，定期行宫颈细胞学检查及高危HPV检测，以便早期发现，早期治疗。已婚妇女，尤其是绝经前后有月经异常或有接触性出血者应及时就医。

△提供预防保健知识，大力宣传并积极治疗与宫颈癌发病有关的高危因素。

（八）子宫肌瘤

子宫肌瘤是女性生殖器官中最常见的一种良性肿瘤，主要由子宫平滑肌细胞增生而成。

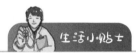

△平时尽量少吃豆制品，如豆浆、豆腐、豆脑等。

△不要贪凉，胃肠功能不好的女性，月经前和经期不要吃生冷寒凉的食品，如冷饮、螃蟹、田螺、西瓜、绿豆、黄瓜等，以免致使痛经加重。

△不要吃酸性食物，酸性食品有固涩收敛的作用，使血液涩滞不利于经血的畅行和排出，因此痛经者应尽量避免在经期使用此类食物。酸性食物包括：米醋、酸辣菜、青梅、杨梅、草莓、柠檬等。

△不要吃辛辣刺激的食物，如辣椒、胡椒、大蒜、葱、姜等。

△少吃桂圆、红枣等。

△尽量少服用蜂蜜、蜂胶以及阿胶等。

（九）阴道松弛，要不要"紧"

怀胎10月，妈妈终于生下小宝宝，开心之余，是否遭遇了这样的尴尬事：每次性生活时会出现一些尴尬的情况，如漏气、阴道不紧致、"性福感"下降；打喷嚏、咳嗽、大笑、上楼梯、甚至听到倒水声都会禁不住漏尿。经常听到很多生完宝宝后的女性反映自己产后漏尿、性生活不和谐问题，这到底是怎么回事呢？和顺产及剖腹产有没有关系呢？今天我们就来讲一讲这件尴尬事。

▲为什么会导致产后漏尿及"性福感"下降

有些人认为产后漏尿是生产时造成的，过一段时间就会缓解或恢复。其实产后漏尿是一种压力型的尿失禁，不自主排尿是产后相关肌肉松弛导致的问题。有人说这是从阴道分娩孩子时撑大阴道造成的问题，其实这种观点是没有科学依据的，产后漏尿和顺产或者剖腹产是没有直接关系的，罪魁祸首还是产妇"盆底肌受损"造成的。女性的盆底肌就像一张"吊网"，紧紧吊住尿道、膀胱、阴道、子宫、直肠等器官，固定其正常位置，并具有多项生理功能（如控尿控便、支撑盆腔器官、维持正常的性功能等）。但在怀孕过程中，不断增大的胎儿挤压牵拉盆底肌，并且在分娩过程中，盆底肌肉和神经会有一定的损伤。在这些因素的共同作用之下，使得产妇的控尿能力减弱。

▲不紧致对生活的有什么影响呢？

其实尿失禁的发生率很高，大部分女性会在其一生中经历尿失禁带来的困扰。随着年龄增长，尿失禁的发生率会越来越高，更年期女性甚至有一半会发生尿失禁。

咳嗽漏尿、抱孩子漏尿、爬楼梯漏尿，这些都是压力性尿失禁的表现，聚会不能纵情地笑、平时不能蹦蹦跳跳，这些尴尬只有自己知道。看电影，本来大家是全程无尿点，你却连跑3趟卫生间，出门旅游，变成出门找厕所，根本无心玩耍。

尿失禁的女性，往往都不"性福"，盆底松弛降低快感，难以达到高潮，这个先不说。最让人尴尬的还是阴吹，"啪啪啪"被"噗噗噗"取代，松弛严重的，不但发出声音，啪啪啪时还会漏尿，这情景不敢想。

▲让阴道紧致，你可以做得到！

想让夫妻生活和谐，远离社交尴尬情况，其实很简单，很多人即使有阴道松弛这一情况，但是却不好意思去医院咨询。但是只要你坚持一点，盆底肌功能锻炼，你就可以做到。不仅可以改善盆底肌肉的张力和阴道周围肌肉，帮助阴道恢复弹性，对"爱爱"有所帮助外，长此以往，对于预防可能发生的尿失禁也是很有帮助的。

自己在家中做凯格尔（Kegel）运动，简易的骨盆底肌肉运动可以随时随地进行，以收缩8～10秒再放松的规律，在步行时、乘车时、办公时都可进行。每天总计150～200次。

也可以有效地每天自我训练：

（1）平躺、双膝弯曲。

（2）收缩臀部的肌肉向上提肛。

（3）紧闭尿道、阴道及肛门（它们同时受到骨盆底肌肉支撑）。

（4）想象你用阴道吸住某种东西，如一种填塞物或者阴茎。先想象从阴道入口开始上提，再逐渐沿阴道上升，并保持3秒钟。重复10次为一组，每日3组以上，逐渐增加到25次为一组。也可以用洗净的手指插入阴道，检查这一过程的效力。

（5）使阴道下降，就像将某种东西挤出阴道。保持3秒钟即放松，重复10次为一组，每日3组以上，逐渐增加至每组25次。

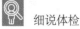

（6）保持骨盆底肌肉收缩5秒钟，然后慢慢地放松，5到10秒后，重复收缩。

（7）运动的全程，照常呼吸、保持身体其他部位的放松。可以用手触摸腹部，如果腹部有紧缩的现象，则运动的肌肉为错误。

（十）产后腰痛防治小妙招

▲什么是产后腰痛？

顾名思义，产后腰痛就是产妇生产完后发生腰部疼痛症状，多表现为从腰部向臀部或下肢放射性疼痛，是已生育女性中比较普遍的现象。

▲生产后腰痛的原因是什么呢？

【韧带松弛】分娩后内分泌系统发生变化，不会很快恢复到孕前状态；骨盆韧带在一段时间内尚处于松弛状态中，腹部肌肉也变得较软弱无力，子宫未能很快完全复位。

【分娩期神经损伤】选择剖腹产的妈妈在分娩时，腰段神经会因麻醉、术中切口牵拉或受到压迫等原因受损而出现持续性腰痛。

【活动过少】很多妈咪产后较少活动，总是躺或坐在床上休养；另外，产后对身体进补较多，从而使体重加重，增大了腰部肌肉的负荷，造成腰肌劳损。

【过于劳累】产后不注意休息使身体过于疲乏，或经常久站、久蹲、久坐及束腰过紧等，都可导致腰肌劳损，诱发腰痛。

【经常弯腰】产后妈妈要频繁弯腰照料孩子，如洗澡、穿衣服、换尿布，经常从摇篮里抱起宝贝等。

【穿高跟鞋】产后过早地穿高跟鞋，使身体重心前移，除引起足部不适外，也可通过反射波及腰部，使腰部产生酸痛感。

【喂奶姿势不对】不少新妈妈哺乳的姿势不太正确，容易导致腰肌呈现持续紧张的状态，很有可能使腰部肌肉受到损伤而导致产后腰痛。

【受湿寒】产后不慎受湿寒侵袭，容易引起身体内部经络不通，血液流动不顺畅，从而诱发产妇腰痛。

【肾气损伤】产后避孕方法不恰当，导致人工流产次数多，或房事不节，招致肾气损伤而引起腰痛。

▲缓解产后腰痛的实用小方法

【局部热敷】俯卧位，用热湿毛巾，以不流水为度，放在腰间疼痛处和骶部，上面再放一热水袋，湿热敷约10分钟，注意温度以不烫伤为宜。

【掌压腰骶部】俯卧位，双掌重叠压在疼处腰椎上，以不引起疼痛为度。一呼一吸为1次，做10~15次。

【揉摩腰背】晨起或晚睡前都可以双手按揉摩擦腰背肌肉，上下揉摩50~100次，同时左右扭动腰部，有舒筋活血、促进局部血液循环、改善腰痛的作用。

【揉筋结】用拇指指腹仔细在腰、骶部触摸，如发现有压痛的硬结时，则以指腹压其上，每个硬结揉1分钟。

【推揉下肢】旁人帮助，俯卧位，以掌根从骶部开始，经臀部沿大腿外侧、小腿外侧推揉，左右下肢交替进行。

【曲腿操】仰卧，双手抱住一侧腿膝部，尽量屈髋，使大腿贴紧腹部，连续做5～10次，再做另一侧肢；然后，双手同时抱紧双膝，同时做5～10次。每晚1次，或晨起加做1次。

【起坐操】仰卧，收腹坐起。注意不能用上肢帮助，下肢保持伸直，次数不定。本操还可起到减少腹部脂肪的作用。

【滚腰操】仰卧，保持屈曲双腿的姿势，把身体蜷曲成团状，左右滚动10～20次。

第十二节　男性的那点事

一、前列腺炎

什么是前列腺炎？前列腺炎是由于前列腺受到微生物等病原体感染或某些非感染因素刺激而发生的炎症反应，并由此造成的患者前列腺区域不适或疼痛、排尿异常、尿道异常分泌物等，是种常见且让人十分困惑的疾病。前列腺炎的概念中主要强调了一系列的相关临床症状，包括下尿路症状、存在炎症和前列腺受累三个基本要素，各个要素可以存在较大的差异。有关前列腺炎的定义存在较大的争议，目前认为它不是一个独立的疾病，而是具有各自独特形式的综合性疾病或综合征，这种综合征各自有独特的病因、临床特点和结局。

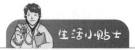

生活小贴士

　　△调理好饮食：饮食宜清淡，低脂肪，避免辛辣，戒酒，多食谷类、坚果与蔬菜类食物。

　　△生活规律：做到生活规律，起居有时，每餐定量，多饮水、多排尿，通过尿液经常冲洗尿道帮助前列腺分泌物排出，以预防感染。

　　△加强运动：适当的体育锻炼可改善血液循环，促进前列腺液分泌增多，将细菌毒素稀释和冲淡，减少或避免前列腺炎的加重。

　　△注意生殖器卫生，每晚洗一次温水澡，或用温水坐浴。少穿或不穿紧身内裤，以改善前列腺的血液循环，有利于保护前列腺。

△不宜久骑自行车及摩托车，以免前列腺部受压。

△注意性生活方式，既不可纵欲过度，又不宜盲目节欲。

二、前列腺增生

前列腺增生是男性老年人常见的疾病。发病与性激素平衡失调有关，主要表现为尿频、排尿困难、夜尿增多、尿潴留，合并感染时则出现尿频、尿急、尿痛等膀胱炎症状。当气候变化、饮酒、劳累等使前列腺突然充血、水肿时，则可发生急性尿潴留。

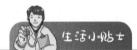

　　△饮食指导：培养良好的饮食习惯，不食辛辣刺激性食物，禁烟酒，少饮咖啡、浓茶，多饮凉开水，多食新鲜蔬菜、水果、粗粮、大豆、蜂蜜等。

　　△活动指导：要养成规律的生活习惯，避免过度劳累，保持心情舒畅；适当进行体育锻炼，如打太极拳、短跑、散步等；避免长时间久坐和骑车、骑马。

　　△生活指导：规律的性生活；进行盆底肌肉锻炼；适时排尿，减轻膀胱与尿道的压力。

　　△卫生指导：保持会阴部的清洁干爽，勤洗澡，勤换内衣裤；性生活后注意阴茎卫生。

　　△定期复查：定期做尿流动力学、前列腺B超检查，复查尿流率及尿残余量。

三、如何培育健康的"小蝌蚪"

成功的备孕，必须是有优秀的精子与卵子的结合。从这个方面来说，备孕中的男性确实承担了较大的责任。精子的数量不论过多还是过少，都将直接影响准爸爸的造人大计。

大家都知道，精子过少是造成不孕症的主要原因之一，却很少有人知道，精子过多其实也不是好事。精子过多也是属于精子质量问题之一，有这方面问题的准爸爸可要留心了。

【精子过多】

精子过多并不代表男性的生殖能力更强。对备孕男性来说，如果精子的密度超过正常最高值，甚至超过1~2倍（精子计数>3亿/mL），同样可以归咎为精液的质量问题。一些备孕男性错误地认为精子密度过高，会有利于生育。殊不知精子过多，过分拥挤，不仅会影响精子的运动，使之穿过宫颈、子宫到达输卵管的行程困难，而且凡是出现精子过多者，很可能存在着某些激素分泌或附属性腺功能失调，以致精子数量虽多，但受孕概率未必很高。这也是精子过多引起不育症的主要原因。

值得备孕男性注意的是，如果精子计数每毫升超过4亿以上的，应注意是否患有前列腺炎。对于精子过多症患者来说，在生活中应该做到饮食有节，忌食辛辣、厚味，戒烟酒；在性生活方面注意把握一个度，尤其是肾虚者应节制房事；同时，应该配合医生，坚持按照疗程治疗。

【精子过少】

精子过少也称为少精症，一般分为原发性少精症、特发性少精症和继发性少精症。其中，特发性少精症约占到不育症人群总数的60%左右。

引发少精症的原因相对复杂：如长期大量注射雄性激素，由于负反馈作用使下丘脑促性腺激素释放激素分泌减少而引发促性腺激素分泌降低，从而引发精子减少或缺乏；药物的影响，可直接或间接影响精子生成，如磺胺类药、呋喃坦啶、安体舒通、环磷酰胺、氨甲喋啶、秋水仙碱，可使精子细胞分裂迟滞或停止。同时，过热会抑制精子的生存和成熟，也可能导致精液中精子数量减少或活动能力降低。

【无精子症】

最值得关注的是无精子症。无精子症是指经过离心沉淀后的精液经显微镜观察，2次以上发现没有精子的症状。造成无精症的原因多是睾丸发育不好，缺乏生精功能；或者外伤、发育缺陷、炎症导致的输精管阻塞。

备孕精子多少合适？精子计数是在显微镜下计算一次排出的精液中精子的数量，将精子计数值乘以精液量，就可得出一次射精的量。

在生育年龄的正常男子一次排精在2亿左右，其中4%以上的精子形态正常、32%以上的精子前向活动率正常，这样的精子经过自身努力加上外力帮助，才能到达输卵管，最终将有一枚精子完成与卵子结合的任务。在精子与卵子汇合的路上存在很多障碍，由于这2亿精子最终突破障碍能进入输卵管的只有200多个。假如精子数目不够庞大的话，那么很难实现受孕的目标。

当然，除精子的数量合适外，也需要保证精液质量过关。如果精液中所含的死精子、畸形精子等数量过大，也会影响受孕。

【如何呵护精子】

忌烟酒，避免电磁辐射，避免重金属、农药、苯和酚的侵害。

补充叶酸：这是因为当人体内精子出现非整倍时可导致不孕，而多摄入叶酸就能降低染色体异常精子的比例。因此，备孕男性推荐的叶酸摄入量为每天400μg甚至更多。

坚持运动：男性运动应视个人情况选择，切忌超负荷运动。而剧烈的运动容易使睾丸的温度升高，进而对精子造成伤害。建议选择游泳、打球、练太极等，每天运动30～45分钟为宜。

严禁高温环境：备孕男性应该杜绝穿紧身衣裤，杜绝在高温环境中逗留。同时，控制体重，因为过度肥胖会导致腹股沟处的温度升高，损害精子成长，从而导致不育。

补充优质蛋白：合理补充富含优质蛋白质的食物，有益于调节准爸爸内分泌机能以及提高精子的数量和质量。但不能过量摄入，在正常饮食的基础上适量增加即可。

警惕禁欲影响精子质量：有些备孕小夫妻认为，禁欲之后同房会提高受孕率，实际上这种做法并不科学。部分精子数量低的男子，在持续禁欲后，精液会有所增加，而精子质量及活动力差的男性，长时间禁欲不但不会增加精子数目，反而会增加畸形精子的比例，且精子活力明显下降，对受孕和优生都不利。

四、如何保持良好的"硬度"

男性的性能力关系到性生活的和谐程度，很多男性都想让自己的性功能变得更强，但是又不知道使用什么方法比较好。其实想要提高性功能，就应该多进行锻炼，下面就来介绍一些锻炼方法。

▲下蹲锻炼

下蹲可以让腿部肌肉和臀部肌肉得到锻炼，也可以让血液流通更加顺畅。把两脚打开，与肩同宽，然后膝盖弯曲，可以想象一下自己是坐在凳子上面，蹲的越低，臀大肌的锻炼力度就会越强，然后慢慢站起来，注意收腹，动作一定要慢，连续做10～15次，效果是非常好的。

▲提肛锻炼

这种锻炼方式比较简单，随时随地都可以做。练习者需要用自己的意念把肛门向上提，这样可以让肛门周围的肌肉得到锻炼，每次50个左右，持续5～10分钟即可，长期坚持会有意想不到的效果。

▲体育锻炼

游泳、慢跑等体育锻炼，不仅有减肥作用，对男性性功能的作用也比较明显。

▲睡眠

充足的睡眠对男性性功能具有重要作用。

第十三节　生命的延续

一、如何科学备孕

1.科学备孕的意义

进行科学有效的备孕，不仅能够确保宝宝的健康，还有利于孕妇顺利度过孕期。

2.科学备孕的范畴

优生优育靠的不是运气，养育一个宝宝也不应该是轻易就下的一个决定，夫妻双方一定要提前计划好。完整的备孕计划不仅包括身体上的准备，还应该包括心理上、经济上的准备。

【身体上的准备】孕前检查至关重要，这是宝宝出生的起跑线。孕前检查不仅能够帮助准爸爸准妈妈了解自己的身体，还可以排查夫妻双方是否携带不利于怀孕或者是可能会遗传的隐性疾病，是宝宝健康的第一个守门员。同时，医生也会根据夫妻双方的身体状况给出合理的调理建议，让准爸爸准妈妈初步知道怀孕应该准备什么、注意什么。

【心理上的准备】由于经济和社会的压力，大多数人被迫变成晚婚晚育一族，女性拖成"高龄产妇"。顶着巨大的心理压力，如果在心理上就抗拒害怕生孩子，即使怀孕了也会心理不平衡，整天焦虑烦心，还可能得抑郁症，给自己和孩子带来伤害。所以在备孕前，一定要考虑清楚，有没有做父母的心理准备，要以怎样的心态去面对怀孕。

【经济上的准备】养孩子可以说是史上最烧钱的养成类游戏，"四脚吞金兽"可不是浪得虚名。奶粉、尿不湿要花钱，早教课、幼儿园要花钱，上学后的兴趣班、夏令营更是支出的大头，这些都是宝宝出生后的花费，在此之前你还需要支付孕期的产检费、分娩住院的费用，每一样都是真金白银的消耗，所以在孕前一定要给家里立一个攒钱计划，有一定的储蓄。

3.爸爸备孕和妈妈备孕同样重要

很多人忽略了男性备孕的作用，以为怀孕只是女性的责任，其实不然，男性备孕与女性备孕同样重要。男性如何备孕？重点在于一个"养"字。

【养身体】现代人习惯晚睡早起、抽烟喝酒，这对于身体特别是正在备孕的身体特别不利。所以准爸爸应该要调整自己的作息时间，同时还要注意饮食的调节，避免过多食用生冷肥腻的食物，以达到饮食和睡眠的平衡，有利于养精蓄锐。

【养心态】我们常常看到很多女性"丧偶式育儿"的抱怨，仿佛孩子只是妈妈的责任，爸爸完全隐匿了，更有甚者有些爸爸不仅不带孩子，还要妻子每天端茶倒水的伺候，这是因为这些男性心态没有转变过来，还没有一个当父亲当丈夫的觉悟。在备孕的时候准爸爸就要调整好自己的心态，以后你将会迎来自己的孩子，你要对你的家庭负责，切不可当甩手掌柜逃避责任。

【养技能】准妈妈怀孕以后身体不便，烧饭、做菜、打扫等家务自然是落到准爸爸身上。为了避免到时候手忙脚乱，在备孕的时候准爸爸就要学习一些烹饪和家务，与妻子一起分担。试想一下，当你的妻子吃了你做的可口的饭菜后，养得脸色红润身体健康，生出来一个白白胖胖的宝宝，这是不是一件很有成就感的事？

【养知识】医院里经常开设有孕期保健、产妇护理，还有宝宝出生后的护理等相关课程，准爸爸可以陪同孕妈一起去上培训课，与孕妈一起学习这些孕期的知识、临产的征兆以及育儿的注意事项等。

4.科学备孕

不论是男性或者女性，身体各项机能正常才能孕育出健康的宝宝，在备孕期间须做好充分的准备，具体注意事项如下：

【避免熬夜】女性经常熬夜会导致生物钟紊乱，还会引起一些内分泌功能失调，导致女性经期不规律，进而影响女性排卵周期，直接影响受孕。而男性经常熬夜会影响雄激素分泌，精子的质量和数量都会下降，从而影响生育。

【戒烟戒酒】备孕前三个月最好就开始戒烟、戒酒，烟酒对卵子和精子质量会产生较大影响，如果有一年以上烟酒史，最好能提前半年戒掉；少喝饮料，少吃芹菜、黄豆，这些都会对备孕非常不利。饮食上，多吃一些清淡食物，少吃辛辣食物，少吃大料（八角、茴香、香叶、花椒等）。

【远离辐射】电脑、手机、打印机等都是辐射源，在备孕期间应注意远离或避免长时间接触。此类电磁波辐射对人体的精子和卵子都有影响，男性尤其要注意，因为男性染色体比较脆弱，精子对电磁辐射敏感度较高，更易影响生育。

【饮食均衡】备孕期间要保证三餐的饮食均衡，补充身体所需矿物质、维生素等微量元素，尤其要注意保证叶酸和钙质的摄入，避免增加胎儿发育畸形的概率。男性不熬夜，多吃补锌的食物，适量运动。

二、怎样做好胎教

为了让自己的宝宝健康聪明，让肚子里的宝宝有一个良好、愉悦的成长环境，很多准父母在孕前和孕中就开始细心计划，以便让宝宝获得充足的营养，充分感受到妈妈爸爸的爱意，宝宝出生后就能身体健康、聪明伶俐。

1.营养、环境胎教，适合周数：得知怀孕开始

妈妈们要坚持按时补充孕妇专用复合维生素，摄取营养均衡的食物，从蔬菜、主食到蛋白质，尽量做到丰富有营养，以满足妈妈和宝宝的营养需求。1～4个月是胎儿的快速成长期，这个时期内，神经系统和循环系统都已经开始成长，眼睛、耳朵、消化系统、肺等器官开始形成，这也是胎儿手脚发育的重要时期，胎教的基础是营养，其次是良好的环境，不能在有毒有害的环境内生活，最后要注意营养均衡，遵医嘱添加各种营养，咖啡、可乐这些刺激性的食物要少吃。

2.冥想胎教，适合周数：得知怀孕开始

可以在家里贴几张漂亮可爱的宝宝照片，这样孕妈可以随时看到，也可以想象自己的孩子是多么地漂亮可爱。此外，还可以动手来画一画宝宝的模样，宝宝的鼻子像谁，宝宝的嘴巴像谁，宝宝笑起来到底有没有小酒窝，宝宝的皮肤是不是那么的白皙。

3.心情胎教，适合周数：得知怀孕开始

千万不要把不良的心情传给肚子里的孩子。比如准妈妈在情绪低落时，身体会分泌不好的激素，影响胎儿的神经发育和营养吸收。所以，孕妈妈要懂得稳定自己的情绪，就是最佳的胎教。多想怀孕的好处，经常和丈夫一起分享怀孕的快乐。为创造舒适安定的胎内环境，要增加睡

眠时间，如果准妈妈会失眠，在睡觉前可以用温水泡脚，喝一杯热牛奶，听听轻音乐，效果相当好。

4.音乐胎教，适和周数：5个月开始

5个月时，胎儿的听觉已经开始发育，在6个月的时候，胎儿的听觉逐渐发达，可以分辨妈妈的声音和周围的响声。宝宝在肚子里，睡眠的时间多，清醒的时间少。第一次只听5分钟，以后慢慢地增加，最多也只能增加到10～15分钟，时间从每天1次，增加到每天听3次，分贝不能超过65dB，就是刚好听清楚就好，并且感觉不到刺耳。要听古典的如莫扎特、贝多芬的音乐，抒情的可以找大自然的音乐，最好不要找摇滚曲子。经实验结果证明，音乐胎教是效果最为明显的一种胎教方式。孕妈可选择舒缓、轻柔、明朗旋律、温和自然、有规律性、节奏和妈妈心跳相近的音乐或乐曲给宝宝听，具有安抚胎儿、调节昼夜规律、开发宝宝智力的作用。

5.运动胎教适合周数：得知怀孕开始

孕妈可以做孕期瑜伽、体操等，调整呼吸，舒缓压力。有研究指出，孕妈在做瑜伽等运动的时候，腹部氧气会增多，能促进胎宝宝大脑发育。孕妈有节奏地体育锻炼的同时，也等于给胎宝宝上了一堂体操课，带动胎宝宝的骨骼和肌肉发育。孕妈若感觉身体不适时，要立即停止。

6.语言胎教适合周数：怀孕第12周开始

给宝宝取个乳名，每天跟肚子里的宝宝说说话，早上起床打招呼，晚上睡觉讲故事，不时地把看到的东西分享给宝宝等。这不仅是语言胎教的重点，也是建立亲子关系的关键。孩子最喜欢妈妈的声音，而妈妈也不一定要有很好的歌喉，只要能唱给孩子听，就是最好的。这样胎儿

在肚子里就可以先熟悉妈妈的声音，增强双方的感情交流。爸爸说话比妈妈更管用，因为男性的声音有穿透力，比女性的声音更容易穿透腹壁进入胎儿的耳朵里，可以让宝宝多听听爸爸的声音。

7.光照胎教适合周数：怀孕第24周开始

孕妈可以每天定时在胎儿觉醒时用弱光手电筒作为光源，照射腹壁胎头方向，每次5分钟左右，结束前可以连续关闭、开启手电筒数次，有利于胎儿的视觉健康发育。

8.抚摸胎教适合周数：怀孕第26周开始

爸妈用手轻轻抚摸胎儿或轻轻拍打胎儿，通过孕妈肚皮与胎儿沟通，形成触觉上的刺激，促进胎儿感觉神经和大脑的发育。可以用手在腹部抚摸胎儿，用手指对胎体轻按一下，胎儿会作出反应。也可边触摸，边说话，提高亲子关系。时间控制在10分钟左右即可。在怀孕中晚期，孕妈如果感觉腹壁变硬时请勿进行抚摸胎教。

第十四节　尿素^{13}C/^{14}C呼气试验，帮您判断幽门螺旋杆菌感染和胃癌之间的距离有多远

目前认为幽门螺旋杆菌感染是预防胃癌中最重要的、可控的危险因素，而根除幽门螺旋杆菌可降低胃癌的发生率。

【尿素 ^{13}C/^{14}C 呼气试验原理介绍】

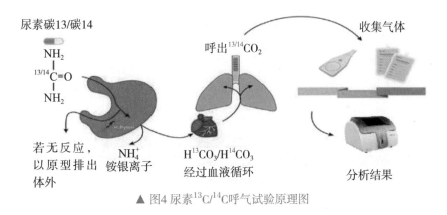

尿素碳13/碳14

呼出 $^{13/14}$CO$_2$

收集气体

NH$_2$

$^{13/14}$C=O

NH$_2$

若无反应，以原型排出体外

NH$_4^+$
铵银离子

H^{13}CO$_3$/H^{14}CO$_3$
经过血液循环

分析结果

▲ 图4 尿素^{13}C/^{14}C呼气试验原理图

表10　尿素^{14}C/^{13}C呼气试验的异同

		^{14}C	^{13}C
同		1.用于幽门螺旋杆菌检查 2.检查方法无创	
异	放射性	微弱	无
	价格	实惠	较贵

【注意事项】

※ 检测当日，体检者需要空腹或禁食两小时后方可检查。

※ 胶囊需用凉水完整口服，切忌咬碎，以免影响检测结果的准确性。

※ 近期服用过抗生素、铋剂、质子泵抑制剂等幽门螺旋杆菌敏感药物可能影响诊断结果，检测前请停用此类药物。如有服药史，一定要向医生说明。

※ 上消化道急性出血可使幽门螺旋杆菌受抑制，所以应在消化道出血停止一周以后再进行检测。

※ 胃切除手术可能造成同位素从胃中快速排空，将影响幽门螺旋杆菌的检测效果。

※ 孕妇以及哺乳期妇女慎重进行此检查。

表11　尿素^{14}C/^{13}C呼气试验数值对比

	^{13}C	^{14}C
正常范围	<4.0	小于40
不确定		50≥C值≥40
阳性数字	≥4.0	>50

第十五节　心理健康，让生活更有品质

一、抑郁症

（一）什么是抑郁发作？

概括为情绪低落、思维迟缓、意志活动减退的"三低"症状，但这些重度抑郁发作时的典型症状不一定出现在所有的抑郁障碍患者中。发作至少持续2周以上，并且不同程度地损害社会功能，或给本人造成痛苦或不良后果。

（二）抑郁发作有什么表现？

【情绪低落】

发作时自觉情绪低沉、苦恼忧伤，情绪的基调是低沉、灰暗的。抑郁障碍患者常自觉兴趣减退、痛苦难熬，忧心忡忡、郁郁寡欢，有度日如年、生不如死之感，自称"高兴不起来""活着没意思"等，愁眉苦脸、唉声叹气。典型病例常有昼重夜轻节律改变的特点，即情绪低落在早晨较为严重，而傍晚时可有所减轻。

【思维迟缓】

反应迟钝，思维闭塞，自觉"脑子好像是生了锈的机器""脑子像涂了一层浆糊一样"。临床上可见主动言语减少，语速明显减慢，声音低沉，对答困难，严重者无法正常进行交流。

【意志活动减退】

表现为行为缓慢，生活被动、懒散，不想做事情，不愿和周围人接

触交往，兴趣缺乏，快感缺失。

【抑郁性认知】

常有"三无症状"，即无望、无助和无用。

无望：对将来感到前途渺茫，悲观失望。

无助：对现状感到孤立无援，缺乏改变的信心和决心。

无用：认为自己生活毫无价值，连累家人，给家庭社会造成负担。

自杀观念和行为：自己感觉生活中的一切都没有意义，认为死是最好的归宿，甚至出现自杀的行为。

【躯体化症状】

早醒、入睡困难、食欲下降、性欲减退、精力缺失、非特异性的疼痛、胸闷、心慌、乏力、出汗、尿频、尿急、恶心、呕吐、消化不良、胃肠胀气、体重减轻等。

【精神病性症状】

幻觉、妄想、焦虑、易激惹。有少部分患者会存在明显的自伤观念、自伤行为，甚至是扩散自杀。

（三）抑郁症发作时的治疗

（1）治疗原则：个性化合理用药，最小剂量起逐渐增量，单一用药、辅以心理治疗，有严重自杀倾向者，可合用小剂量锂盐。

（2）治疗目的：最大限度减少病残率和自杀率，提高生存质量，预防复发。

（3）常用的抗抑郁药：氟西汀、帕罗西汀、舍曲林应用较广泛。并配合心境稳定剂治疗，如锂盐、丙戊酸盐、卡马西平等。

伴有严重自杀、自伤的患者可使用无抽搐电休克治疗（MECT）。

（4）服药方面应该注意什么？

服药要遵循：足疗程、足量原则，不要空腹服药。

服药期间禁止饮酒吸烟、喝咖啡浓茶等兴奋性饮料，以免发生不良反应和影响疗效。

（5）抗抑郁药常见的副作用及应对方法

表12　抗抑郁药常见的副作用及应对方法

常见副作用	应对方法
口唇干燥、常常觉得口渴	多喝水，多漱口，但一天喝水不可超过八到十杯
便秘	多喝水，多吃水果、蔬菜，适量运动
头晕	改变体位，如从坐或睡着的位置站起来时，可以用手扶着桌子或床，不要着急
疲乏、想睡觉	白天尽量安排好自己的休息，如果工作中确实很累，可以和医生商量，调整药量

（四）疾病复发的先兆

（1）情绪低落，对平时感兴趣的活动失去兴趣。

（2）注意力下降。

（3）易疲劳、精力下降。

（4）不愿参加日常社交活动。

（5）烦躁、易生气。

（6）睡眠习惯改变：如患者出现失眠，入睡困难，早醒，早晨不愿起床，患者有晨重夜轻的感觉。

（1）有厌世感，有轻生念头。

（五）家属应该怎样照顾患者

（1）保管好药品，坚持按医生开的剂量服药。

（2）使患者心情舒畅，有乐观、豁达的精神、树立战胜疾病的信心。

（3）收好身边的危险物品，多陪伴患者，及时发现病情复发先兆症状以及自杀自伤的苗头，防止其自杀自伤。

（4）多食用清淡富有营养的食物，注意膳食平衡。忌辛辣刺激食物，多吃新鲜的蔬菜和水果，多吃提高免疫力的食物，以提高机体抗病能力。

（5）注意保持充足的睡眠，避免过度劳累，注意劳逸结合，注意生活的规律性。

（6）引导患者进行力所能及的社会活动及日常工作，防止衰退。

（六）婚育知识

抑郁症有一定的遗传倾向，服药期间怀孕，药物会对胎儿有一定的影响，建议病情稳定2～3年后方可考虑婚育问题，怀孕前停药2～3个月。

二、躁狂症

（一）什么是躁狂发作

以情绪高涨、思维奔逸、以及言语动作增多为典型"三高症状"。伴有夸大观念或妄想、冲动行为等。发作应至少持续一周，并伴有不同程度的社会功能损害，可给自己或他人造成危险或不良后果。

（二）躁狂发作有些什么表现

（1）情感高涨：自我感觉良好，主观体验特别轻松、愉快，整日兴高采烈，得意洋洋，笑逐颜开。高涨情感具有一定的感染力，言语诙谐风趣，常引起周围人的共鸣。有的情绪反应可能不稳定，易激惹，可因细小琐事或意见遭驳回，要求未满足而暴跳如雷，可出现破坏或攻击行为。

（2）思维奔逸：联想速度明显加快，思维内容丰富多变，想法一个接一个地出现。自觉脑子聪明，反应敏捷。说话声音大量多，滔滔不绝，注意力分散。讲话时眉飞色舞或手舞足蹈。

（3）活动增多、意志行为增强：自觉精力旺盛，能力强，兴趣广泛、想多做事情、做大事，整日活动增多，忙碌不停，但多虎头蛇尾，有始无终。有的表现喜交往，爱管闲事，爱打抱不平，爱接近异性；注重穿衣打扮，行为轻率不计后果，自控能力差，常常感觉"全身有使不完的劲"。

（4）自我评价过高：在情绪高涨情况下，自我感觉良好，感到身体从未如此健康，精力从未如此充沛，变得非常聪明，认为自己才华出众，出生名门，腰缠万贯，神通广大，自命不凡，盛气凌人。

（5）食欲、性欲一般是增强的，睡眠需要量减少。

（三）躁狂发作的治疗

（1）治疗目的：提高疗效、改善依从性、预防复发、改善社会功能及更好地提高患者生活质量。

（2）常用药物

心境稳定：碳酸锂、丙戊酸钠、卡马西平等。

抗精神病药治疗：氯丙嗪、氟哌啶醇、氯氮平、喹硫平、阿立哌唑、利培酮、奥氮平等。

（3）对急性重症躁狂发作、极度兴奋躁动、对锂盐治疗无效或不能耐受的患者，可使用无抽搐电休克治疗（EMCT）。

（4）心理治疗。

（5）服药方面应该注意什么？

服药要遵循：足疗程、足量原则，不要空腹服药。

服药期间禁止饮酒吸烟、喝咖啡浓茶等兴奋性饮料，以免发生不良反应和影响疗效。

（四）疾病复发的征兆

持续一星期以上，几乎每天都出现一个、两个或更多躁狂发作的病症，提示疾病复发

（1）过于兴奋、爱发脾气、爱管闲事。

（2）从兴奋突然变得烦躁、愤怒以及充满敌意。

（3）躁动、活力增加以及睡眠需求减少。

（4说话说得很快，爱说话。

（5）做事有头无尾、争强好斗。

（6）爱打扮，喜欢追逐异性。

（7）行为轻率，做事冲动、不计后果。

（五）怎样预防复发

（1）遵医嘱服药，不随意增减药量或不规则服药。用药尽量在餐后进行（特殊用药遵医嘱执行）。

（2）适当的锻炼，保证正常睡眠时间，合理的饮食。

（3）不参加竞争激烈的活动，保持轻松的心态。

（4）定期复诊，每月至少一次。

（5）服用碳酸锂的患者要注意观察锂盐中毒的表现：早期征象为恶心、呕吐、腹泻、厌食等消化道症状，继而出现肌无力、震颤、共济失调、嗜睡、意识模糊或昏迷，应立即停药，及时就医。

（六）家属应该怎样照顾患者

（1）为患者创造一个和谐的家庭环境。

（2）督促患者按时进餐，饮食合理搭配，多饮水。

（3）尽量满足患者的合理要求，在患者发病或病情不稳定期间避免单独外出。

（4）鼓励患者参加娱乐活动，保证充足的睡眠时间。

（5）定期到医院复查（建议一个月复诊至少一次），注意血锂浓度的检测。

（6）有疾病复发征兆者及时就诊。

（七）婚育知识

躁狂症有一定的遗传倾向，服药期间怀孕，药物会对胎儿有一定的影响，建议病情稳定2～3年后方可考虑婚育问题。

三、偏执性精神病

（一）什么是偏执性精神病

偏执性精神病是一组病因未明，以持久、系统且比较固定的妄想为主要临床特征的疾病的总称。患者的行为、情感反应与妄想观念相一致；无幻觉或偶尔出现幻觉；病程长而无明显的精神衰退；能保持良好。

（二）偏执性精神病临床表现

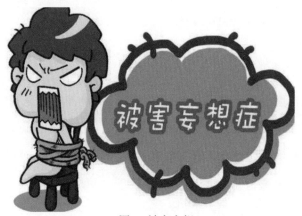

▲ 图5　被害妄想

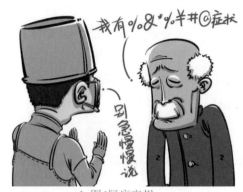

▲ 图6疑病妄想

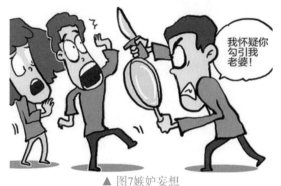

▲ 图7嫉妒妄想

（三）偏执性精神病的治疗

1.药物疗法

急性妄想发作首选精神科药物治疗；妄想症主要依靠药物，但对不同类型的妄想症，应选用不同的治疗方式。抗精神病药是其中一类首选药物。如果患者不配合治疗，可考虑使用抗精神病药物的长效针剂。如果患者情绪波动较大，包括出现精神病后的抑郁症，便可使用抗抑郁药物。

（1）常用的药物有奥氮平、氯氮平、利培酮、舒必利、富马酸喹硫平等。

（2）常见的药物不良反应

奥氮平：主要有体重增加、嗜睡。

氯氮平：头晕、乏力、嗜睡、多汗、流涎、恶心、呕吐、口干、便秘、体位性低血压等。

利培酮：失眠、焦虑、头痛、头晕、口干、身体僵直、流口水、坐立不安等。

舒必利：失眠、早醒、头痛、烦躁、乏力、食欲不振、口干、视物模糊、排尿困难、便秘等。

富马酸喹硫平：困倦、头晕、便秘、体位性低血压、口干等。

2.心理疗法

对理智和兴趣没完全丧失的患者采用工娱疗法。

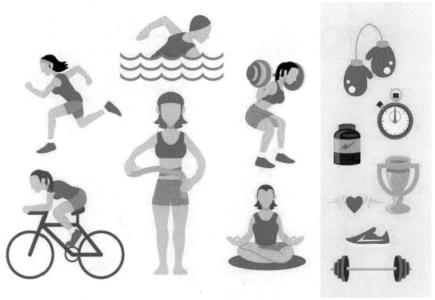

▲ 图8　体育疗法

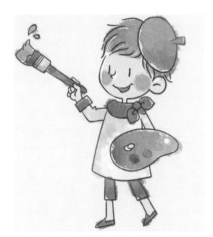

▲ 图9　绘画疗法

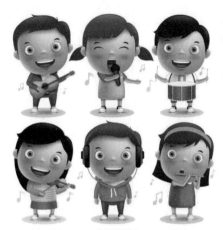

▲ 图10　音乐疗法

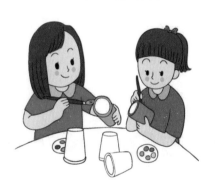

▲ 图11　手工疗法

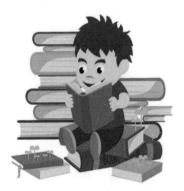

▲ 图12　阅读疗法

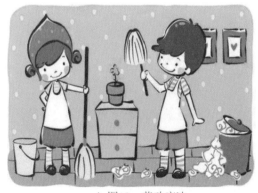

▲ 图13　劳动疗法

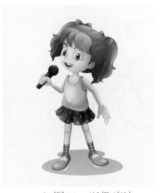

▲ 图14　兴趣疗法

（四）如何预防病情复发

1.病情复发的症状

（1）脾气暴躁、打人、骂人等。

（2）经常失眠。

（3）说话做事怪怪的，大家都看不明白。

（4）孤僻、不说话、不与人交往等。

2.如何预防？

（1）及时发现，及时处理。

发现上述冲动、发脾气、睡不着、行为怪异、孤僻等症状时，及时咨询医生，调整药物和剂量，一般都能防治复发。

（2）减少诱发因素。

家属应帮助患者安排好日常的生活、工作和学习。经常与患者谈心，重视患者的心理治疗，帮助患者正确认识疾病，以良好的心态面对现实生活，帮助患者提高心理承受能力，鼓励患者增强自信心。

（3）坚持定期门诊复查。

一定要坚持定期门诊复查，以监测药物的不良反应，定期做肝功能、血常规等检查（一般情况下一个月复查一次，特殊情况可打电话咨询），使医生连续动态地了解病情，让患者经常处于精神科医生的医疗监护之下，及时根据病情变化调整药量。

（五）家属应该怎样照顾患者

1.精神科药物的保管

药物专人保管，最好锁在柜子里，看着患者把药吃下去。

2.怎样保证患者的安全？

患者常常看上去像个"正常人"，不打不闹，说话也很有条理。

但必须警惕，此型患者的主要症状是妄想，偶尔伴有幻觉。在妄想、幻觉的影响下，患者可能发生自杀、伤人、毁物和危害社会治安等行为。患者听到的常常是令人不愉快的谈话内容，看到的常常是令他恐怖的景象。因此，家人在护理此类患者时要掌握一定的技巧，如尽量不要惹患者生气，保管好患者周围的危险物品。

3.患者不吃饭怎么办？

在病情发作时，患者可能出现被害妄想、幻嗅、幻味而拒绝吃饭，可以让患者自己做饭；若自罪妄想的患者认为自己罪大恶极，不配吃饭，对这样的患者可将饭菜搅拌在一起，让患者误以为是残羹剩饭而把饭吃下；也可以带患者到餐厅和大家一起吃饭。

4.怎样保证睡眠质量？

（1）白天可以做适量的运动。

（2）有一个舒适安静的睡眠环境。

5.如何防止衰退？

（1）帮助患者交朋友，首先取得患者信任，以便了解患者的幻觉、妄想内容。当患者叙述妄想内容时，要耐心倾听，不能与患者争辩妄想内容的真实性。

（2）避免当着患者的面与他人耳语，以防引起患者的疑虑或反感，加重其妄想症状。当被作为妄想对象时，不要过多解释，并在可能的情况下，减少接触，注意安全。若患者听到某个地方有声音在骂他、攻击他，而情绪激动时，可将患者带到那里，证实确实无客观事实存在，并做好说服患者的解释工作，缓解患者的情绪。

（3）带患者体验日常的生活方式，如坐公交、逛公园、逛超市、爬山等，可以帮助患者避免与社会脱节，从而有助于疾病的康复。

6.婚孕知识

　　偏执性精神病有一定的遗传倾向，服药期间怀孕，药物会对胎儿有一定的影响，建议病情稳定2～3年后方可考虑生育问题，怀孕前2～3个月停药。

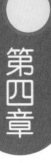

第四章

人到中年后，如何让自己活得更有品质

第一节　血压、血脂和血糖问题是我们心中永远的痛

一、高血压的防治

高血压是一种以动脉压升高为特征，可伴有心脏、血管、脑和肾脏等器官功能性或器质性改变的全身性疾病，会引起中风、心脏病、血管、脑和肾脏等器官功能衰竭的疾病，它有原发性高血压和继发性高血压之分。目前，我国采用国际上统一的诊断标准，即在非药物状态下，收缩压（SBP）≥140mmHg或舒张压（DBP）≥90mmHg，即为高血压。

表1　血压值

级别	收缩压（mmHg）	/	舒张压（mmHg）
正常血压	<120	和	<80
正常高值	129~139	和/或	80~89
高血压	≥140	和/或	≥90
1级高血压（轻度）	140~159	和/或	90~99
2级高血压（中度）	160~179	和/或	100~109
3级高血压（重度）	≥180	和/或	≥110

注：1. 正常成年人在安静时，收缩压为90~139mmHg，舒张压为60~89mmHg，脉差为30~40mmHg。

2. 生理性变化，如年龄、性别、昼夜、睡眠、环境、部位、精神状态等都可影响血压值。

3.以上标准适用于任何年龄的成年男性和女性。

【注意事项】

※ 测量血压前半小时应禁烟及禁止饮用茶、咖啡、可乐等兴奋性饮品，且稍休息片刻（至少5分钟），以消除活动或紧张因素对血压的影响。

※ 若袖口较紧会影响血流，必要时脱一只袖子。手臂平放，手心向上，上臂要和心脏在同一水平位上，肌肉放松。

※ 测血压时精神不要紧张，不要屏住呼吸，因屏气可使血压升高。若遇精神紧张，心率增快者，可休息半小时后再测量。

※ 寒冷环境可使血压偏高，高热环境可使血压偏低，这也是应该注意的。

【健康指导】

△向患者及家属解释引起高血压的生理、心理、社会因素及高血压对健康的危害，以引起患者足够的重视。

△指导患者坚持低盐低脂、低胆固醇饮食，补充适量蛋白质，多吃新鲜蔬菜、水果，防止便秘。肥胖者控制体重，减少每日总热量摄入，养成良好的饮食习惯。

△改变不良生活方式，戒烟限酒，劳逸结合，保证充分的睡眠。

△根据年龄及病情选择慢跑、快步走、太极拳、气功等运动。当运动中出现头晕、心慌、气急等症状时应就地休息，避免竞技性运动和力量型运动。

△心理指导：保持平静的心境，避免情绪激动、过度紧张及焦虑，以维持稳定的血压。

△告诉患者和家属长期服药的重要性及有关降压药的名称、剂量、用法、作用与不良反应。教育患者不可随意增减药量或突然撤换药物。教会患者或家属定时测量血压并记录，定期门诊复查。若血压控制不满意或有心动过缓等不良反应时应随时就诊。

二、如何科学降脂

由于脂肪代谢或运转异常使血浆一种或多种脂质高于正常称为高脂血症，脂质不溶或微溶于水，必须与蛋白质结合以脂蛋白形式存在，因此，高脂血症常为高脂蛋白血症，表现为高胆固醇血症、高甘油三酯血症或两者兼有，临床上分为两类：

（1）原发性：较罕见，属遗传性脂代谢紊乱疾病。

（2）继发性：常见于控制不良糖尿病，饮酒、甲状腺功能减退症、肾病综合征、肾透析、肾移植、胆道阻塞，口服避孕药等。

【健康指导】

要避免高脂血症的危害，主要有以下防治原则。

1.建立良好的生活习惯：戒烟戒酒，加强体育锻炼，选择适合本人的轻中度体育活动，劳逸结合，解除各种思想顾虑，心情舒畅，以静养生。

2.饮食疗法：要限制高胆固醇食物的过多摄入，如动物脂肪、动物内脏、奶油、软体类、贝壳类食物的摄入。饮食结构应合理调配，其比例为蛋白质15%，脂肪20%，碳水化合物（糖类）为65%。补充优质蛋白质，多吃新鲜蔬菜并进食适量的水果。可多吃茄子、洋葱、山楂、番茄、豆制品、大豆、玉米、核桃和牛奶等。

三、糖尿病——甜蜜的负担

糖尿病是一种慢性疾病，当机体不能产生足够的胰岛素，或者当身体不能有效地利用所产生的胰岛素时就出现了糖尿病。胰岛素是一种由胰腺细胞分泌的激素，人体从血液中摄取葡萄糖并作为能量使用。胰岛素产生衰竭，胰岛素作用缺陷或两者共同作用会导致血糖水平升高（高血糖），引起身体长期损害以及各种器官和组织的损伤。

那么糖尿病如何诊断？

糖尿病症状加随机血糖≥11.1mmol/L（200mg/dL），（典型症状包括多饮、多尿和不明原因的体重下降；随机血糖指不考虑上次用餐时间，一天中任意时间的血糖）或空腹血糖≥7.0mmol/L（126mg/dL），（空腹状态指至少8小时没有进食热量）或75g葡萄糖耐量试验后2小时血糖≥11.1mmol/L（200mg/dL）。

注：无糖尿病症状者，需另日重复测定血糖及糖代谢来明确诊断。

【健康指导】

1.饮食指导

（1）制定总热量：糖尿病患者可以通过以下方式来简单计算一天所需的热量。首先，测算理想体重，公式是：理想体重（kg）=身高（cm）-105。然后，根据理想体重和人员状态来测算所需热量，休息状态下是每公斤体重25kcal，轻体力活动是每公斤体重30kcal，中体力活动是每公斤体重35kcal，重体力活动为每公斤体重40kcal，儿童、孕妇、消耗性疾病、体重低者等应适当增加热量，肥胖者要适当减少热量。

（2）碳水化合物、蛋白质和脂肪的分配：碳水化合物约占饮食总热量的50%～60%，蛋白质含量一般不超过总热量的15%，脂肪约占总热量30%。

（3）每餐热量合理分配：按食品成分将上述热量分配换算为食物重量，并制定成食谱，每日三餐热量可按1/5、2/5、2/5分配。

（4）糖尿病饮食注意事项：严格定时定量进食；严格限制各种甜食；进行体育锻炼时不宜空腹，应补充少量食物，防止低血糖；保持大便通畅，多食含纤维素高的食物；每周定期测量体重一次，如果体重改变>2kg，应告知医生。

2.休息与运动指导

（1）运动锻炼的方式：最好做有氧运动，如步行、慢跑、骑自行车、太极拳等。

（2）运动的注意事项：运动前评估糖尿病的控制情况。根据具体情况决定运动方式、时间以及所采用的运动量；运动应尽量避免恶劣天气；在运动中若出现胸闷、胸痛、视力模糊等应立即停止运动并及时处理；运动时随身携带糖尿病卡，卡上写有本人的姓名、年龄、家庭住址、电话、病情和用药情况以备急需；运动后应做好运动日记，以便观察疗效和不良反应。

3.口服降糖药物指导

（1）指导如何正确服药，及时纠正不良反应，如磺脲类药物主要副作用是低血糖反应，同时还有程度不同的胃肠道反应等；双胍类药物不良反应有腹部不适、口中金属味、恶心、纳差、呕吐、腹泻等。

（2）观察血糖、尿糖、尿量和体重变化，评价药物疗效。按时进餐，切勿提前或推后。

4.胰岛素注射指导

遵医嘱准时、足量注射胰岛素。注射胰岛素应当注意正确的注射部位和消毒方式，糖尿病患者如果病情严重或患有I型糖尿病，需要使用胰岛素来进行降糖治疗，但是注射胰岛素有以下几个原则需要注意：

（1）注射部位的选择：胰岛素分为短效胰岛素、长效胰岛素以及预混胰岛素等，各种胰岛素的最佳注射部位是存在差异的。包括腹部、上臂、大腿前外侧以及臀部，患者应当选择最佳的注射部位，而且应当注意顺时针或者逆时针交替轮换注射，以免同一位置会形成红肿硬结。

（2）注射胰岛素之前要注意洗手，并且注射部位需要进行消毒，使用酒精棉球擦拭注射部位，以免导致感染的发生。

（3）注射时轻轻捏起皮肤后，使用短针垂直进针，如果患者使用长针，需要倾斜45°进针，快速进针，以免疼痛，然后停留10s，完成注射最后拔出针头。

（4）注射针头更换，每注射一次要更换一次针头，避免针头重复使用。

5.生活指导

（1）皮肤处理

①保持皮肤清洁，以防皮肤感染。

②选择质地柔软、宽松的内衣。

（2）呼吸道、口鼻腔的护理

①预防上呼吸道感染，避免与肺炎、感冒、肺结核等呼吸道感染者接触。

②指导患者保持口腔清洁卫生，做到睡前、晨起刷牙。

（3）足部护理

①每天检查双足一次，观察足部皮肤颜色、温度改变、红肿、水泡、溃疡等情况。

②冬天注意足部保暖，经常按摩足部，促进肢体的血液循环。

③保持足部清洁，避免感染。

④预防外伤。

第二节 远离上天恩赐的"钻石"

一、挥之不去的噩梦——痛风

1.痛风是什么？

痛风是一种单钠尿酸盐（MSU）沉积所致的晶体相关性关节病，与嘌呤代谢紊乱及（或）尿酸排泄减少所致的高尿酸血症直接相关，属代谢性风湿病范畴。痛风可并发肾脏病变，严重者可出现关节破坏、肾功能损害，常伴发高脂血症、高血压病、糖尿病、动脉硬化及冠心病等。

2.怎么确诊痛风呢？

2019年版《中国高尿酸血症和痛风诊疗指南》2020年1月发布，新指南指出无论男女，非同日两次空腹血尿酸水平＞420μmol/L（之前指南：非同日两次空腹血尿酸水平男性＞420μmol/L，女性＞360μmol/L）为高尿酸血症。目前高尿酸血症患病率13.3%，痛风患病率1.1%，已成为继糖尿病之后又一常见代谢性疾病。

【健康指导】

Δ休息与卧位：注意休息，避免过度劳累。当痛风性关节炎急性发作时，要绝对卧床休息，抬高患肢，避免受累关节负重，必要时可在受累关节处冰敷以消除关节的肿胀和疼痛。注意保持局部皮肤的清洁。疼痛缓解72小时后方可恢复活动。

Δ日常生活指导：保持心情愉快，避免情绪紧张；生活要有规律；肥胖者应减轻体重；应防止受凉、劳累、感染、外伤等。

△饮食指导：应严格控制饮食，避免进食高嘌呤的食物，如动物内脏、浓肉汤、鱼虾、黄豆、豌豆、蘑菇等，不食用太浓或刺激性调味品。忌饮酒，每天至少饮水2000mL。

△定期适度运动，掌握保护关节的技巧：

（1）运动后疼痛超过12小时，应暂时停止此项活动。

（2）使用大肌群，如能用肩部负重者不用手提，能用手臂者不要用手指。

（3）交替完成轻、重不同的工作，不要长时间持续进行较重的工作。

（4）经常改变姿势，保持受累关节的舒适。

△自我观察病情：平时用手触摸耳轮及手、足关节处是否产生痛风石。定期复查血尿酸，门诊随访。

△用药指导：遵医嘱正确用药，密切注意自己用药后的情况，如有任何不适，及时向医生反馈。

二、胆囊结石

1.胆囊有什么作用？

形象地讲，胆囊就像一个气球，可以收缩和扩张。它附着在肝脏上面，通过一根管道（胆囊管）与肝脏的胆管相连接。这根管道可以把肝脏产生的胆汁送到胆囊里，胆囊对这些胆汁进行储存和浓缩。

当我们进食之后，这些浓缩了的胆汁就通过胆囊的收缩排放到胆管里，再通过胆管下端的出口进入到肠道里面，帮助我们消化食物。

2.胆囊结石是如何形成的?

正常情况下，胆囊里的胆汁完全是液体状态，随着胆囊的舒张和收缩，日复一日地做着重复的运动。但是受遗传、生理改变、病理状态或代谢异常等诸多因素作用后，胆囊里的胆汁成分和胆囊的收缩舒张功能就会受到影响，从而形成结石。

3.胆囊结石有何症状?

大部分人是通过体检才发现的，平常没有症状，称为无症状胆囊结石。当胆囊结石卡在胆囊颈部或胆囊管，堵塞了胆汁排泄的通道，常常会出现胆绞痛症状。最典型的是饱餐或进食油腻食物后，诱发右上腹或上腹部的疼痛，可放射到肩背部，引起右肩、腰背部疼痛，发作剧烈时，可伴有急性炎症，还可以出现恶心、呕吐。

还有很大一部分人仅仅是在吃得过饱、吃肥腻食物、工作紧张或休息不好时觉得上腹部隐隐作痛，或者有嗳气、饱胀感，容易被误诊为胃病。

对于无症状的人，可以先不治疗，但要定期随诊和观察。因为没有症状，不代表没有潜在的危险性。胆囊结石除会引起胆绞痛外，还可以导致急、慢性胆囊炎；结石排到胆总管可以引起胆管炎，严重的可以发生阻塞胆道，导致胆道感染；堵到胰管还可以诱发急性胆源性胰腺炎；长期刺激胆囊，可使胆囊萎缩，失去功能，甚至促进胆囊癌变。

4.胆囊结石偏爱以下几类人:

（1）女性：胆囊结石"重女轻男"，雌激素可以增加胆汁中的胆固醇，同时影响胆囊收缩，为结石的形成提供了条件。特别需要注意的是，女性在怀孕过程中，由于生理机能的变化，胆囊更容易出现胆汁淤积、结石形成，导致急性胆囊炎发作。

（2）长期高脂、高胆固醇饮食：摄入过多的肥肉、动物内脏、动物脂肪等，容易使胆汁中的胆固醇过剩，产生沉淀，导致胆结石。

（3）肥胖：肥胖者体内胆固醇通常超标，胆汁中胆固醇处于过饱和状态，容易析出胆固醇结晶。

（4）不吃早餐：胆汁经过一晚的浓缩，早晨浓度比较高。正常吃早餐，胆囊收缩，胆汁排入肠腔。如果不吃早餐，胆汁长时间停留在胆囊内，容易促发结石。

（5）中年人：年龄越大，患病率越高。统计显示，发病高峰在50岁以后。

（6）其他：脂肪肝、糖尿病、高血压、缺乏运动、家族史都是胆囊结石的危险因素，还有一部分人查不到确切的病因。

5.如何预防

导致胆囊结石的好几个因素，如性别、年龄、家族史这些是不可改变的，但我们可以从改变不良饮食习惯、多运动等方面去消除胆囊结石的部分诱因。

（1）少吃动物内脏、肥肉、鱼子酱等含胆固醇高的食物。

（2）注意高纤维饮食的摄入，建议每餐有谷类，粗细搭配，如大米和杂粮、杂豆等搭配，多吃蔬菜、水果。

（3）按时吃饭，重视早餐，不要暴饮暴食。

（4）科学减肥，将体重指数（BMI）控制在18.5～23.9kg/m^2［BMI=体重（kg）/身高（m^2）］。

（5）加强运动，不论有多忙，每天都要抽出一点时间来运动。

三、肾结石

1.肾结石是怎样形成的？

肾结石是一些晶体物质（如钙、草酸、尿酸、胱氨酸等）和有机基质（如基质A、酸性黏多糖等）在肾脏的异常聚积所致，为泌尿系统的常见病、多发病，男性发病多于女性，多发生于青壮年，左右侧的发病率无明显差异。

2.得了肾结石有什么表现呢？

多数得了肾结石的患者可能起初并没有明显的临床特征表现。其实，肾结石疾病的临床症状的有无以及明显与否，均主要取决于结石大小、形状、部位及有无尿路梗阻、感染等并发症因素。40%～75%的肾结石患者有不同程度的腰痛。结石较大，移动度很小，表现为腰部酸胀不适，或在身体活动增加时有隐痛或钝痛。较小结石引发的绞痛，常骤然发生腰腹部刀割样剧烈疼痛，呈阵发性。泌尿系统任何部位均可发生结石但常始发于肾，肾结石形成时多位于肾盂或肾盏，可排入输尿管和膀胱，输尿管结石几乎全部来自肾脏。

3.肾结石是什么原因导致的呢？

（1）蛋白质过量

对肾结石成分进行化验分析，发现结石中的草酸钙占87.5%。比重这么大的草酸钙的来源，就是因为蛋白质里除含有草酸的原料——甘氨酸、羟脯氨酸外，蛋白质还能促进肠道对钙的吸收。

如果经常过量食用高蛋白质的食物，会使肾脏和尿中的钙、草酸、尿酸的成分普遍增高。如不能及时通过肾脏把多余的蛋白质排出体外，便为肾结石的形成提供了条件。

（2）草酸积存过多

体内草酸的大量积存，是导致肾结石的因素之一。如菠菜、豆类、葡萄、可可、茶叶、土豆、李子、桔子、番茄、竹笋等这些人们普遍爱吃的东西，正是含草酸较高的食物。

（3）脂肪摄取太多

各种动物的肉类，尤其是肥猪肉，都是脂肪多的食品。吃多了体内脂肪必然增多，脂肪会减少肠道中可结合的钙，因而引起对草酸盐的吸收增多，一旦出现排泄功能故障，如出汗多、喝水少、尿量少，肾结石很可能就在这种情况下形成。

（4）糖分摄入增高

糖是人体的重要养分，要经常适量增补，但一下子增加太多就会产生反作用，尤其是乳糖，它能更好地促进钙的吸收，更可能导致草酸钙在体内的积存，为结石形成创造条件。

（5）尿中结晶形成的抑制物减少

正常尿液中含有某些物质能抑制结晶的形成和生长，如焦磷酸盐抑制磷酸钙结晶形成，黏蛋白和枸橼酸则抑制草酸钙结晶形成，尿中这类物质减少时就会形成结石。

（6）过饱和状态的形成

见于尿量过少，尿中某些物质的绝对排泄量过多，如钙、草酸、尿酸、胱氨酸和磷酸盐等。

（7）嘌呤代谢失常

动物内脏、海产食品、花生、豆角、菠菜等，均含有较多的嘌呤成分。嘌呤进入体内后，要进行新陈代谢，它代谢的最终产物是尿酸。尿酸可促使尿中草酸盐沉淀而形成结石。

（8）不良生活方式

日常生活中，运动过少，活动过少，也容易出现结石。

4.如何预防？

（1）多喝水：预防肾结石很重要的是多喝水，这有助于将有害的化合物从肾脏中排出。

（2）少吃盐：过量的钠摄入也会使尿液浓缩，使结石形成的可能性更大。

（3）吃蔬菜：多吃水果和蔬菜，可以提高尿液的pH，有助于预防肾结石。

（4）摄入适量蛋白质：高蛋白饮食，会降低尿液的pH，会使肾结石的可能性更大。

（5）摄入足够的钙：低钙饮食也是一个危险因素。这一事实让很多人感到惊讶，因为肾结石往往含有大量的钙，这似乎表明钙摄入过多才是罪魁祸首，但事实恰恰相反。当你的饮食中钙含量较高时，消化道吸收的钙会减少，尿液吸收的钙也会减少，获取钙的优选方法是食用各种含钙食物（如乳制品、绿叶菜、鱼罐头）。另一方面，以膳食补充剂的形式一次性摄入所需的膳食钙，可能会稍微增加您患结石的风险。

第三节 甲状腺问题知多少

一、甲状腺功能亢进

甲状腺功能亢进（简称甲亢），病因主要与自身免疫性疾病、遗传及精神创伤有关，是由于甲状腺素分泌过多引起甲状腺不同程度的弥漫性对称性肿大，表面光滑，滤泡上皮增生呈高柱状，胶质稀薄，间质血管丰富、充血，淋巴组织增生，年轻妇女多见。

症状多表现为亢奋征象，多语、性情急躁、容易激动、失眠、食欲亢进、双手常有细速颤动，怕热、多汗、皮肤常较温暖。典型者还有双侧眼球突出、眼裂增宽等表现。

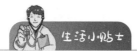
生活小贴士

△适当增加饮食的质和量，以补充过多的消耗。避免饮用酒精类饮料，在用抗甲状腺肿药物的同时，慎用天然致甲状腺肿食物，如卷心菜、花椰菜、橄榄、大头菜等。禁食含碘食物，如海带、紫菜等。

△甲亢患者在治疗初期应适当卧床休息，避免过度劳累，避免精神紧张、注意力过度集中，不应从事体力劳动。症状控制后可选择轻松的工作，注意劳逸结合。

△保持心情开朗，消除紧张因素，尤其忌急躁、激动。

甲亢患者在治疗的过程中一般都会出现不同的情绪，这就需要我们安抚好患者的情绪。另外，甲状腺功能亢进的患者在饮食方面也需要注意，因为只有这样患者才会更好地提高自己的身体素质，才能有效地避免疾病的并发症出现。

二、甲状腺功能减退，这个杀手有点"冷"

甲状腺功能减退（简称甲减）是由各种原因导致的甲状腺激素缺乏、代谢率下降引起的一系列临床改变，它既"冷门"（漏诊、误诊率高），又"发冷"（临床表现为基础代谢率低下、智力减退及黏液性水肿），这个"杀手"（重者可出现心功能衰竭、昏迷而危及生命）实在有些"冷"！

甲状腺是人体的内分泌器官之一，可利用碘合成分泌甲状腺素供身体所需。当各种原因引起甲状腺素合成分泌减少，或甲状腺素遭遇抵抗而无法发挥作用时，就会发生甲状腺功能减退，简称甲减。

甲状腺激素具有促进生长发育、产热、促进代谢等作用，是一种具有正能量的激素。若缺少正能量，体内其他营养物质的代谢就会慢半拍。

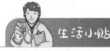

生活小贴士

△补充适量碘，海鲜可吃。

△忌用促进甲状腺肿物质：避免食用卷心菜、白菜、油菜、木薯、核桃等，以免发生甲状腺肿大。

△供给足量蛋白质。

△限制脂肪和富含胆固醇的饮食：甲减病人往往有高脂血症，这在原发性甲减更明显，故应限制脂肪饮食，并限制富含胆固醇的饮食。

第四节 肝胆相照、随时发现可能的危险信号

一、拿什么拯救恼人的脂肪肝

脂肪肝是指由于各种原因引起肝细胞内脂肪堆积过多，多考虑肝细胞内脂肪变性引起。正常人肝组织中存在少量的脂肪，如甘油三酯、胆固醇等，其占肝脏的比例很低。如果肝内脂肪组织蓄积过多，超过一定比例，一半以上肝细胞发生脂肪变性时，可诊断为脂肪肝，一般轻者无特殊临床表现，重者可表现肝区隐痛、乏力等症状。通过上腹部彩超检查，多可明确诊断。脂肪肝属于可逆性疾病，早期诊断并及时治疗可恢复正常。

【脂肪肝的分类】

1. 根据肝细胞脂肪改变的程度：可分为轻度、中度和重度。

（1）轻度脂肪肝指含脂肪5%～10%或每单位面积见1/3～2/3的肝细胞脂变。

（2）中度脂肪肝指含脂肪10%～25%或2/3以上肝细胞脂变。

（3）重度脂肪肝指含脂肪25%～50%或以上，或几乎所有肝细胞均发生脂变。

2. 根据有无长期过量饮酒的病因，可分为酒精性脂肪肝和非酒精性脂肪肝两大类。

（1）非酒精性脂肪肝：肝小叶内>30%的肝细胞发生脂肪变，以大泡性脂肪变性为主。不伴有肝细胞的炎症、坏死及纤维化。

（2）酒精性脂肪肝：乙醇所致肝损害首先表现为肝细胞脂肪变性，轻者散在单个肝细胞或小片状肝细胞受累，主要分布在小叶中央区，进一步发展呈弥漫分布。肝细胞无炎症、坏死，小叶结构完整。

△合理膳食：每日三餐膳食要调配合理，做到粗细搭配营养平衡，足量的蛋白质能清除肝内脂肪。

△慎用药物：肝脏在人体中有着消化、排毒的功能，药物也同样是要通过肝脏进行解毒的。所以患者选药的时候要慎重，特别是对肝脏有损害的药尽量不用，避免让肝脏受到进一步的损害 。

△适当运动：患者可以根据自己的体质选择适当的运动进行锻炼，每天坚持体育锻炼，要从小运动量开始，循序渐进逐步达到适当的运动量，以加强体内脂肪的消耗。

△积极治疗糖尿病：糖尿病患者平均50%可发生脂肪肝，对这类患者应积极治疗糖尿病。

△戒酒保肝：长期饮酒及酗酒，脂肪酸最易堆积于肝脏，造成酒精性脂肪肝。因为95%的酒精是在肝脏解毒代谢，过度的消耗会引起肝细胞坏死。西方人若每天喝酒80g以上，5年的时间就可以出现酒精性脂肪肝或肝炎，10年的时间就可导致酒精性肝硬化；而咱们中国人酒精代谢能力低，平均每天饮酒50g，就可导致相同的结果。所以，喜欢喝酒的人要注意了，每天喝酒不可超过1两（50g），绝对不可酗酒。

△减轻体重：对肥胖相关性脂肪肝，重点是减肥。减肥还可以改善与肥胖相关的糖尿病、高脂血症，并使脂肪肝消退。一般减轻10%的体重，就可以使脂肪肝引起的转氨酶增高恢复正常。但需注意的是，如果体重骤减（如在1个月内减少体重5Kg），则会导致机体脂肪动员，进入肝脏，并刺激胰岛素分泌增多，结果反而更易引起脂肪肝，或使原有脂肪肝进一步加重。所以，减肥疗法需在医生指导下进行，特别是伴有糖尿病、心肾疾病及肝损害明显的病人更要注意。

【温馨提示】

※ 脂肪肝的预防关键就是要"管住嘴，迈动腿"，实际上积极地保持固定的运动量，同时注意健康的饮食，不仅可以预防脂肪肝，还可以远离糖尿病等一系列的疾病。

二、胆囊息肉

胆囊息肉是指胆囊壁向腔内呈息肉样突起的一类病变的总称，又称"胆囊隆起性病变"。临床上所指的胆囊息肉包括有由胆囊炎症所引起的黏膜息肉样增生、胆囊黏膜细胞变性所引起的息肉样改变、胆囊腺瘤性息肉以及息肉样胆囊癌等。胆囊息肉在病理上有良性息肉和恶性息肉之分。良性胆囊息肉分为良性肿瘤性息肉和假瘤性息肉两大类，其中良性肿瘤性息肉可来源于上皮组织（腺瘤）和支持组织（血管瘤、脂肪瘤等），而假瘤性息肉则包括胆固醇性息肉、炎性息肉、胆囊腺肌瘤病、组织异位性息肉等。胆囊腺瘤性息肉是潜在的癌前病变，与胆囊癌的发生有关。与此相比，假瘤性息肉如胆固醇性息肉、炎性息肉及胆囊腺肌瘤则不会发生癌变。

【临床表现】

大部分患者无不适表现，有症状者最常见的症状为上腹部闷胀不适，一般多可耐受，若病变位于胆囊颈部，可影响胆囊的排空，常在餐后发生右上腹疼痛或绞痛，尤其在进餐后，合并有胆囊结石或慢性胆囊炎者，腹痛较明显。罕见的并发症有阻塞性黄疸、胆道出血、急性胆囊炎、胰腺炎等，与胆囊颈部的息肉阻塞胆囊管或息肉脱落嵌顿于壶腹部有关。

生活小贴士

1.注意饮食卫生，平时多饮水，每日饮水量应在1500mL以上。

2.适当进行体育活动，对久坐的人应强调进行户外活动，可选择做操、跑步、散步、太极拳、气功等锻炼。提倡腹式呼吸，能对胆、胰、肠、胃等内脏器官起到有节律地按摩作用，使肝胆疏泄通畅。

3.注意保暖，尤其防止腹部受凉，以免刺激胆囊强烈收缩，引发胆绞痛。

4.饮食调理，宜多食各种新鲜水果、蔬菜，进食低脂肪、低胆固醇食品，如香菇、木耳、芹菜、豆芽、海带、莲藕、鱼肉、兔肉、鸡肉、鲜豆类等。宜选用植物油，不用动物油。烹饪时，宜用煮、蒸、烩、炒、拌、汆、炖的烹调方法，避免油炸、煎烤。应避免进食高胆固醇类食品，如肥肉、海鲜、无鳞鱼类、动物内脏等。禁饮酒及饮用酒精类饮料。

三、肝囊肿

（1）肝囊肿大多是先天性的，有单发的，也有多发的，有时肝、肾囊肿同时存在，一般说囊肿对人体健康没有多大影响。

（2）过大的肝囊肿，对脏器本身或周围的器官可形成压迫，可用针吸治疗或手术减压治疗，有炎症时要用抗菌药物治疗。

（3）不形成压迫的肝囊肿可以不予治疗，也无有效治疗措施。

（4）超声诊断肝囊肿十分可靠，一般不必做更多的检查。

（5）可以正常工作和生活，较大的肝囊肿，应注意避免局部外伤。

（6）肝囊肿一般发展缓慢，不会癌变，预后良好。

肝囊肿任何年龄均可发生，但2/3以上的患者见于50岁以上中老年人，被认为是衰退的改变。肝囊肿常偶然被发现，很多是在体检中被查出的，大多数肝囊肿不引起任何症状。

第五节　癌筛知识知多少

一、肺癌相关自身抗体检测

肺癌是全世界第一高发的恶性肿瘤，死亡率也高居第一位，这也是因为肺癌早筛率非常低的缘故。肺癌是一个慢性病，从刚开始萌发到形成肿块需要5～10年甚至更长时间，这就给我们早期发现并治疗提供了时间。早诊早治是提高肺癌生存率的根本，早期发现肺癌和晚期发现肺癌的预后完全不同，目前肺癌筛查的主要手段是低剂量胸部CT（LDCT），间接指标是生物标志物。肺癌7种自身抗体具有一定的特异性和敏感性，可以辅以肺癌的早期诊断。

【概述】

该检测是专门针对肺癌的专项检测。只需抽5mL血，即可无创寻找肺部肿瘤细胞。自身抗体是免疫系统针对癌症产生的特异性反应。通过检测肺癌高度相关的七种自身抗体（P53、PGP9.5、CAGE、GAGE7、MAGE A1、SOX2、GBU4-5），可发现早期肺癌。临床研究表明：对于8mm以下的肺小结节，自身抗体检测有90%的阳性准确率，与CT联合检测，阳性准确率可达95%。

【检测的意义】

分子病变在前，组织病变在后，所以分子诊断能力比影像学检查提早4～5年更早发现肿瘤细胞的存在。这即是肺癌相关自身抗体检测的前瞻性和重要的预警价值，能帮助发现癌前病变，提示肿瘤亚健康状态，对于有肺小结节的病人，肺癌相关自身抗体检测可以辅助CT进行良恶性鉴别。对于高危人群，可以在临床症状出现前5年检出肺癌。对于查出阳性的受检者，就算CT显示正常，也可以提高防癌意识，尽早戒烟。

【肺癌早筛的高危人群】

年龄≥40岁具有以下危险因素者：

1.吸烟指数＞400（吸烟指数＝每天吸烟支数×吸烟的年数），戒烟＜15年。

2.有环境或高危职业暴露史，石油、铍、铀、氡等接触者。

3.肺部疾病史［肺部结节、慢性肺部疾病如肺结核、慢阻肺（CODP）、矽肺、尘肺］。

4.有肺癌家族史者或既往罹患恶性肿瘤，尤其一级亲属家族史。

5.经常吸二手烟者、长期接触油烟者或空气污染等因素。

6.肺癌高发地区。

【报告的解读】

（一）检测结果为阴性则表明

1.表示检测的7种自身抗体水平均低于临界值，检测中没有发现肺癌细胞产生的自身抗体，需要根据受检者的病史和整体风险状况，来决定是否检测和跟踪复查。建议高危人群应每年定期检测。

2.有肺小结节的受检者，如果抗体检测为阴性，则表示小结节的良性/惰性概率大。

3.已确诊的肺癌受检者，如果抗体检测为阴性，则有以下几种原因：

（1）受检者目前的自身免疫能力较差，或者已发生免疫逃逸，无法产生抗体。

（2）可能有药物影响，自身免疫系统产生不了抗体。

（3）冷肿瘤状态，肿瘤的生物活性弱，激发不了免疫应答，这种患者一般预后较好。

（二）检测结果为阳性则表明

1.自身抗体是阳性不代表就是患有癌症，这是一个预防医学指标，而不是一个确诊的病理指标。

2.这是自身免疫系统为了清除肿瘤细胞而产生的自身抗体；对于大部分每年体检的人来说，还处于"未病先防"阶段；这只是一个免疫系统产生的预警信号。

3.建议进行肺部CT影像学检查，排查肺部是否有可疑病灶。

4.如果肺部没有可疑病灶但抗体阳性，则代表体内有肿瘤细胞激发了免疫应答，可能处于免疫监视或免疫清除阶段，请回顾是否有致癌因素暴露，如一手烟与二手烟、油烟等，须定期复查。

5.有肺小结节的病人：表示病灶的生物活性强，易侵袭、易恶变；需注意避免小病灶大转移，建议立即就医。

6.通过定期运动与保持心理愉悦提升免疫力；每年定期体检。

（三）有可能出现肺癌抗体阳性，而肺CT阴性

1.抗体阳性则说明体内存在肿瘤细胞，或者过去一段时间受到致癌因素的攻击，产生了免疫应答。

2.肺CT检测对于肺小结节有一定漏诊率，1mm以下的肺小结节CT很难检测到，而从1个肿瘤细胞发展到100万个肿瘤细胞（1mm）平均需要5~8年，在这段时间，CT下还看不到肿瘤组织，但自身抗体已经是阳性（癌前病变）。

【健康教育】

△报告必须请专业医务人员进行解读。

△有吸烟史的，须戒烟。

△给予心理支持，进行心理指导，正确认识疾病知识，辅助其调整情绪，学会自我放松，树立战胜疾病的信心。

△尽快到专科就诊，需手术治疗的患者按手术治疗流程进行。

△避免过度劳累，劳逸结合，适当进行户外运动，增强抵抗力，预防感冒及其他并发症发生。

△保持心情舒畅及充足的睡眠。

二、Septin9基因（结直肠癌基因）甲基化检测

【Septin9 基因甲基化分析的意义】

检测意义：Septin9是一个抑癌基因，在正常机体中，Septin9可以抑制细胞增殖，是控制细胞增殖的重要一环。简而言之，正常细胞的增殖过程类似一辆一直踩着"油门"的汽车，要把增殖维持到一个平衡的水平，就需要各种类似于Septin9这类可以起到"刹车"功能的基因发挥作用。尤其在肠道疾病的发生发展过程中，以往的研究均证明了Septin9的重要性，其表达活性在家族性肠腺瘤、大肠癌、增生性肠息肉等多种疾病中均存在异常降低现象。Septin9基因活性降低将导致细胞增殖能力增强，引起一系列的增生性疾病或是细胞不受控增殖最终恶化。权威研究已证实，通过检测Septin9基因活性状态就能对大肠癌的发病风险或大肠癌患者的预后状况进行有效预测判断。

【主要适检人群】

1. 一般风险人群：即年龄大于40岁的正常健康人群。

2. 高风险人群：即具有如下特征之一的人群：

（1）年龄在50～75岁，男女不限。

（2）长期便秘、便血或大便性状改变者。

（3）既往有结直肠腺瘤性息肉或克罗恩病等癌前疾病。

（4）粪便隐血试验为阳性者。

3. 结直肠镜禁忌人群。

4. 肠镜前检测可降低肠镜漏诊率。

【标本采集】

1. 受检者无需特殊准备，无禁食禁水要求。

2. 抽取10mL静脉血（使用专业抗凝采血管）。

【报告的解读】

1. 检测结果为阴性

提示目前大肠癌、息肉或腺瘤的风险不高。建议保持良好的生活习惯，每年定期体检。如经常有便秘、腹泻等消化道不适症状，建议6～12个月内进行复检。

2. 检测结果为阳性

（1）提示患结直肠癌、息肉或腺瘤的风险较高。

（2）如改变生活习惯，尽量少吃肠道刺激性食品，戒烟戒酒、加强运动等。

（3）如长期便秘或腹泻、便血等，则需要进行肠镜检查，以进一步确诊。

（4）积极配合随访，以便给予健康指导和复查等后续诊疗。

3.检测结果为阳性，但肠镜复查后无异常

出现此类情况的可能原因主要有：

（1）检测结果假阳性：任何方法都不可能100%准确，经严格的临床试验证实，以外周血游离DNA为样本的Ms-qPCR检测Septin9基因甲基化方法的灵敏度为74.8%，特异性为97.5%。

（2）基因甲基化程度仍较低，处于应激改变状态，尚未实质性影响基因活性，故肠镜下无法看到结直肠黏膜病变。此类受检者检测结果通常表现为低度异常。

（3）肠镜漏诊：肠镜质量很大程度上取决于受检者肠道准备的质量。

【大肠癌的健康教育】

1.合理膳食：减少肠道刺激性食物的摄入，如油炸、烧烤、腌制食品等，合理控制脂肪和能量的摄入，摄取足量维生素和微量元素，远离霉变食物。

2.良好的生活习惯：吸烟与酗酒均是导致各种恶性肿瘤的重要因素，因此需要戒烟戒酒。同时加强锻炼，避免长期坐姿导致的肠道压迫和运动受阻，控制体重与有规律的体力活动均有利于大肠癌预防。

3.积极治疗癌前病变，如溃疡性结肠炎、息肉病、腺瘤等，绝大多数大肠癌由肠腺瘤等癌前病变演变而来，因此，若发现基因甲基化异常，应进一步确认是否存在癌前病变，癌前病变的治疗并不困难，早发现早治疗将避免大多数大肠癌的发生。

4.定期筛查：

（1）粪便隐血试验：粪便隐血试验是大肠癌早期发现的常用

最初手段之一，但不能区分癌性和非癌性出血，漏诊率较高，同时任何情况引起的消化道出血均可导致粪便隐血试验阳性。条件允许的情况下不建议作为主要筛查手段。

（2）癌胚抗原（CEA）筛查：CEA不具有特异性诊断价值，建议与Septin9甲基化检测、结肠镜进行联合检测。

（3）Septin9基因甲基化检测：唯一以外周血为检测的特异性大肠癌筛查方法，具有无创性、高特异性等优点，可作为主要的初筛方法。

（4）结肠镜检查：结肠镜检查是诊断肠癌及癌前病变的金标准，但因患者痛苦较大、准备时间长等缺点不适合做大规模筛查，因此主要用于初筛的基础上对特定人群做进一步检查。

三、MTHFR基因检测（叶酸利用能力基因检测脑卒中基因检测）

（一）项目检测意义

新生儿唇腭裂、先心病等出生缺陷与孕妇叶酸缺乏有关。男性缺乏叶酸会导致精子活力不足。本检测可为被检测人提供针对性的叶酸口服方案，避免因叶酸缺乏或者过量导致的出生缺陷、妊娠相关疾病的发生，对于围绝经期妇女心脑血管疾病风险作出评估。

脑卒中即脑中风，会因为脑内动脉狭窄、闭塞或破裂，而造成急性脑血液循环障碍，临床上表现为一过性或永久性脑功能障碍的症状和体征。MTHFR基因检测可预测脑卒中、心梗发病风险，尽早干预，提高中老年人生活质量。对于高同型半胱氨酸血症和遗传易栓症的发生以及筛查也有非常紧密的相关性。

（二）主要适用人群

（1）备孕夫妻双方。

（2）早中晚孕期、哺乳期及更年期女性。

（3）不孕不育夫妻双方。

（4）高血压、心脑血管疾病人群。

（三）MTHFR基因检测结果解读

表2　MTHFR基因检测结果解读

MTHFR基因型	亚甲基四氢叶酸还原酶活性	结果解读
C677C	100%	MTHFR基因检测结果为CC基因型，编码亚甲基四氢叶酸还原酶活性达到100%，能够很好的将叶酸转化为5-甲基四氢叶酸。高同型半胱氨酸血症发生风险低，维持目前饮食即可
C677T	65%	MTHFR基因检测结果为CT基因型，编码亚甲基四氢叶酸还原脂活性只有正常人群的65%，造成体外摄入叶酸转化为5-甲基四氢叶酸能力很低。高同型半胱氨酸血症发生风险中等，需要在饮食中注意增加叶酸食物的摄入，或在医生指导下补充外源性叶酸，并建议定期进行同型半胱氨酸水平检测
677TT	30%	MTHFR基因检测结果为TT基因型，编码亚甲基四氢叶酸还原酶活性只有正常人群的30%，造成体外摄入叶酸转化为5-甲基四氢叶酸能力很低。高同型半胱氨酸血症发生风险高，需要在饮食中注意增加叶酸食物的摄入，或在医生指导下补充外源性叶酸，并建议定期进行同型半胱氨酸水平检测

（四）ALDH2（乙醛脱氢酶2）基因检测（硝酸甘油基因检测 饮酒脸红基因检测）

硝酸甘油主要用于冠心病、急性心绞痛抢救时的治疗及预防，也可用于降低血压或治疗充血性心力衰竭。硝酸甘油与酒精在体内的代谢都与乙醛脱氢酶2多态性有关。乙醛脱氢酶2基因突变有可能导致硝酸甘油无效，危及生命。本检测可科学地判断个体对硝酸甘油和酒精的反应，指导科学的冠心病紧急用药，并对饮酒提供科学的保健方案，避免饮酒后脸红、头痛、恶心，进而严重伤害肝脏。本检测揭示重大疾病的高危倾向，倡导健康的生活方式。乙醛脱氢酶2基因突变与食道癌、口咽癌和胃癌、冠心病、心肌梗死等风险增加相关，是上述疾病发生的独立风险因素。

1.酒精在体内代谢途径

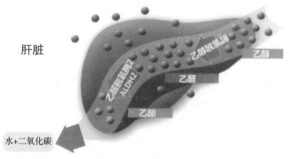

饮酒导致乙醛在体内的积累。对于代谢受损人群，导致短期效果，如面部潮红，增加心脏速率和明显中毒。乙醛是一种剧毒化学物质，可以诱导基因突变和细胞蛋白失活，已被国际癌症研究机构列为Ⅰ类致癌物。

2.ALDH2（乙醛脱氢酶2）参与调节多个器官功能

心脏：通过蛋白激酶C或自噬调控避免心肌缺血或再灌注；避免心肌细胞受到急性或慢性酒精损伤；影响乙醇调节的心肌保护作用功能。

大脑：改变酒精成瘾性（酒精依赖性）；减少酗酒者脑细胞凋亡和蛋白损伤。

肝脏：减少肝脏中氧化应激反应，避免急性/慢性酒精诱导肝细胞凋亡或纤维化；ALDH2活性低导致乙醛堆积促进肝纤维化；ALDH2低活性增加乙醇介导肝病风险。

骨骼：阻止乙醇抑制骨细胞的分化或矿化，并且降低乙醇减少松质骨和骨体积的作用。

血管：ALDH2低活性降低硝酸甘油扩张血管作用。

肺部：催化肺部或系统血管床中硝酸甘油或亚硝酸盐生物活性，并降低亚硝酸盐对血管的作用；降低吸烟导致肺癌的风险。

表3 ALDH2（乙醛脱氢酶2）基因检测结果解读

基因型	Glu504Glu	Glu504Lys	Lys504Lys
乙醛脱酶活性	100%	13～14%	2%
硝酸酯酶活性	100%	8～15%	6～7%
酒精代谢类型	快代谢	中间代谢	慢代谢
指导建议	提示您体内乙醛脱氢酶活性强 能够很好地对酒精产生的乙醛以及油炸、腌制食品产生的毒性醛类进行解毒，保护机体健康 适度饮酒 能有效地代谢硝酸甘油。首选硝酸甘油作为预防和治疗心绞痛药物	提示您体内乙醛脱氢酶活性弱 对酒精产生的乙醛以及油炸、腌制食品产生的毒性醛类进行解毒能力差 少量饮酒 代谢硝酸甘油无效风险增加。需慎重选择硝酸甘油或换用其他药物预防和治疗心绞痛	提示您体内乙醛脱氢酶活性很弱 不吃油炸和腌制食品 滴酒不沾 机体代谢硝酸甘油无效。改用其他药物预防和治疗心绞痛